Cocina Baja en Carbohidratos

Recetas Saludables para una Vida Equilibrada

Carolina López

Indice

Ensalada sencilla de halloumi 7
guiso de almuerzo 9
Pollo y Camarones 11
sopa verde 13
ensalada caprese 15
sopa de salmón 17
Increíble sopa de fletán 19
Recetas de guarniciones cetogénicas 21
   kimchi sencillo 22
   Deliciosa guarnición con judías verdes 24
   Puré de coliflor simple 26
   Deliciosos champiñones portobello 28
   Adorne con coles de Bruselas 30
   Pesto delicioso 32
   Coles de Bruselas y tocino ahumado 34
   Deliciosa guarnición de espinacas 36
   Increíbles papas fritas con aguacate 38
   Coliflor asada simple 40
   Adorne con champiñones y espinacas. 42
   Delicioso quimbombó y tomates 44
   Guisantes y menta increíbles 46
   Esquema de repollo 48
   Adorne con berenjenas y tomates 50
   Brócoli con mantequilla de almendras y limón 52
   Brócoli salteado sencillo 54
   Cebollas ligeramente asadas 56
   Salteado de calabacín 58
   Acelgas fritas deliciosas 60
   Deliciosa ensalada de champiñones 62
   ensalada griega 64
   Salsa de tomate 66
   Ensalada de verano 68

Tomates y Bocconcini 70
Ensalada de pepino y dátil 72
Ensalada ligera de berenjenas... 74
ensalada especial 76
Ensalada especial de escarola y berros..................................... 78
ensalada india 80
Chutney indio de menta 82
Chutney de coco indio.. 84
Chutney de tamarindo fácil 86
Pimiento caramelizado.. 88
Acelgas rojas caramelizadas... 90
Repollo Especial Adorne Con Repollo 92
Ensalada de col increíble 94
Bolas De Espinacas Simples.. 96
Salsa de espinacas y ajo.. 98
Aperitivo de champiñones 100
palillos simples.. 102
albóndigas italianas.. 104
alitas de parmesano.. 106
barras de queso... 108
Deliciosos palitos de brócoli.. 110
Delicia de tocino.. 112
Tazas para tacos... 114
Deliciosos panecillos con huevos de gallina............................ 116
Patatas fritas con queso Halloumi.. 118
Papas Jalapeñas... 119
Deliciosas tazas de pepino 121
ensalada de caviar.. 123
Brochetas marinadas 125
Rollitos de calabacín simples.. 127
Pasteles verdes simples 129
Terrina de pesto y queso... 131
salsa de aguacate... 133
Chips de huevo sabrosos 135
Chips de limón y pimienta... 137
salsa de alcachofas... 139

Recetas cetogénicas de pescado y marisco 141
  El pastel de pescado especial 142
  Sabroso pescado al horno 146
  tilapia increíble 148
  Trucha increíble y salsa especial. 150
  Maravillosa salsa de trucha y mantequilla clarificada 152
  salmón al horno 154
  Deliciosas albóndigas de salmón 156
  Salmón con salsa de alcaparras 159
  Ostras simples a la parrilla 161
  fletán frito 163
  salmón con costra 165
  Salmón con crema agria 167
  Salmón a la parrilla 169
  Sabrosas tartas con atún 171
  código muy sabroso 173
  Sabrosa lubina con alcaparras 175
  Código de cohete 177
  Fletán y verduras asadas 179
  Sabroso curry de pescado 181
  Deliciosos camarones 183
  barramundi frito 185
  Camarones con coco 187
  Ensalada de pasta y camarones 189
  Mahi Mahi y Salsa Frita 191
  camarón picante 193
  Increíble Crema de Brócoli y Coliflor 195
  Estofado de brócoli 197
  Increíble sopa de berros 199
  Deliciosa sopa de bok choy 201
  Bok Choy Salteado 203
  crema de apio 205
  Deliciosa sopa de apio 207
  Increíble estofado de apio 209
  sopa de espinacas 211
  Delicioso guiso de mostaza verde 213

Repollo verde y sabroso jamón.. 215
Plato sencillo de verduras con mostaza.. 219

Ensalada sencilla de halloumi

¡Reúne todos los ingredientes que necesitas y disfruta de uno de los mejores almuerzos cetogénicos!

Tiempo de preparación: 10 minutos
Tiempo de preparación: 10 minutos
Porciones: 1

Ingredientes:

- 3 onzas de queso halloumi, en rodajas
- 1 pepino en rodajas
- 1 onza de nueces picadas
- Un chorrito de aceite de oliva
- Una mano de cohete
- 5 tomates cherry cortados por la mitad
- Un poco de vinagre balsámico
- Sal y pimienta negra al gusto

Instrucciones:

1. Calienta la parrilla de la cocina a fuego medio-alto, agrega los trozos de halloumi, asa durante 5 minutos por cada lado y transfiere a un plato.

2. En un bol mezcla los tomates con los pepinos, las nueces y la rúcula.
3. Agrega los trozos de halloumi encima, sazona todo con sal y pimienta, espolvorea con aceite y vinagre, mezcla bien y sirve.

¡Disfrutar!

Nutrición: calorías 450, grasas 43, fibra 5, carbohidratos 4, proteínas 21

guiso de almuerzo

¡Es tan abundante y delicioso! ¡Confía en nosotros!

Tiempo de preparación: 10 minutos
Hora de cocinar: 3 horas y 30 minutos
Porciones: 6

Ingredientes:

- 8 tomates picados
- 5 kilogramos de carne molida
- 3 zanahorias picadas
- 8 dientes de ajo, picados
- 2 cebollas picadas
- 2 tazas de agua
- 1 litro de caldo de pollo
- ¼ taza de salsa de tomate
- Sal y pimienta negra al gusto
- 2 cucharadas de vinagre de manzana
- 3 hojas de laurel
- 3 cucharaditas de pimiento rojo molido
- 2 cucharaditas de perejil seco
- 2 cucharaditas de albahaca seca

- 2 cucharaditas de ajo en polvo
- 2 cucharaditas de cebolla en polvo
- Una pizca de pimienta de cayena

Instrucciones:
1. Calienta una sartén a fuego medio, agrega el ajo, la zanahoria y la cebolla, mezcla y sofríe por unos minutos.
2. Calienta una sartén a fuego medio, agrega el jamón, dora unos minutos por cada lado y retira del fuego.
3. Agrega el caldo sobre la zanahoria, el agua y el vinagre y revuelve.
4. Agrega los tomates, la salsa de tomate, la sal, la pimienta, la pimienta de cayena, el pimiento rojo triturado, la hoja de laurel, la albahaca, el perejil, la cebolla en polvo y el ajo en polvo y mezcla todo.
5. Agrega los muslos, tapa la cacerola, lleva a ebullición y cocina por 3 horas.
6. Retire las hojas de laurel, divídalas en tazones y sirva.

¡Disfrutar!

Nutrición: calorías 500, grasas 22, fibra 4, carbohidratos 6, proteínas 56

Pollo y Camarones

¡Es una gran combinación! ¡Verás!

Tiempo de preparación: 10 minutos
Tiempo de preparación: 20 minutos
Porciones: 2

Ingredientes:
- 20 camarones crudos, pelados y desvenados
- 2 pechugas de pollo, deshuesadas y sin piel
- 2 puñados de hojas de espinaca
- ½ kilogramo de champiñones, picados en trozos grandes
- Sal y pimienta negra al gusto
- ¼ taza de mayonesa
- 2 cucharadas de sriracha
- 2 cucharaditas de jugo de limón
- 1 cucharada de aceite de coco
- ½ cucharadita de pimiento rojo molido
- 1 cucharadita de ajo en polvo
- ½ cucharadita de pimentón
- ¼ cucharadita de goma xantana

- 1 tallo de cebolla verde picada

Instrucciones:
1. Calienta un sartén con aceite de oliva a fuego medio-alto, agrega la pechuga de pollo, sazona con sal, pimienta, chile en polvo y ajo en polvo, cocina por 8 minutos, voltea y cocina por otros 6 minutos.
2. Agrega los champiñones, más sal y pimienta y cocina por unos minutos.
3. Calienta otra sartén a fuego medio, agrega los camarones, la sriracha, el pimentón, la xantano y la mayonesa, revuelve y cocina hasta que los camarones se pongan rosados.
4. Retíralo del fuego, agrega el jugo de limón y mezcla todo.
5. Divida las espinacas en platos, divida el pollo y los champiñones, cubra con la mezcla de camarones, decore con cebollino y sirva.

¡Disfrutar!

Nutrición: calorías 500, grasa 34, fibra 10, carbohidratos 3, proteína 40

sopa verde

¡Esto es simplemente increíble!

Tiempo de preparación: 10 minutos
Tiempo de cocción: 13 minutos
Porciones: 6

Ingredientes:

- 1 cabeza de coliflor, con las flores separadas
- 1 cebolla blanca finamente picada
- 1 hoja de laurel triturada
- 2 dientes de ajo, picados
- 5 onzas de berros
- 7 onzas de hojas de espinaca
- 1 litro de caldo de verduras
- 1 taza de leche de coco
- Sal y pimienta negra al gusto
- ¼ de taza de ghee
- Un puñado de perejil, para servir

Instrucciones:

1. Calienta una sartén con ghee a fuego medio-alto, agrega el ajo y la cebolla, revuelve y saltea por 4 minutos.

2. Agrega la coliflor y la hoja de laurel, mezcla y cocina por 5 minutos.
3. Agrega los berros y las espinacas, revuelve y cocina por 3 minutos.
4. Agrega el caldo, sal y pimienta, revuelve y deja hervir.
5. Agrega la leche de coco, revuelve, retira del fuego y licúa con una batidora de mano.
6. Dividir en tazones y servir inmediatamente.

¡Disfrutar!

Nutrición: calorías 230, grasas 34, fibra 3, carbohidratos 5, proteínas 7

ensalada caprese

Esto es muy famoso en todo el mundo, pero ¿sabías que se puede servir cuando se sigue una dieta cetogénica?

Tiempo de preparación: 5 minutos
Tiempo de preparación: 0 minutos
Porciones: 2

Ingredientes:
- ½ kg de mozzarella cortada en rodajas
- 1 tomate en rodajas
- Sal y pimienta negra al gusto
- 4 hojas de albahaca, cortadas en trozos
- 1 cucharada de vinagre balsámico
- 1 cucharada de aceite de oliva

Instrucciones:
1. Alterne las rodajas de tomate y mozzarella en 2 platos.
2. Rocíe con sal, pimienta, vinagre y aceite.
3. Al final espolvorear las hojas de albahaca y servir.

¡Disfrutar!

Nutrición: calorías 150, grasa 12, fibra 5, carbohidratos 6, proteínas 9

sopa de salmón

¡Es tan cremoso!

Tiempo de preparación: 10 minutos
Tiempo de cocción: 25 minutos
Porciones: 4

Ingredientes:

- 4 puerros, recortados y rebanados
- Sal y pimienta negra al gusto
- 2 cucharadas de aceite de aguacate
- 2 dientes de ajo, picados
- 6 tazas de sopa de pollo
- 1 kg de salmón cortado en trozos pequeños
- 2 cucharaditas de tomillo seco
- 1 ¾ taza de leche de coco

Instrucciones:

1. Calienta una sartén con aceite de oliva a fuego medio, agrega el puerro y el ajo, mezcla y cocina por 5 minutos.
2. Agrega el tomillo, el caldo, la sal y la pimienta, revuelve y cocina por 15 minutos.

3. Agrega la leche de coco y el salmón, revuelve y vuelve a hervir.
4. Dividir en tazones y servir inmediatamente.

¡Disfrutar!

Nutrición: calorías 270, grasa 12, fibra 3, carbohidratos 5, proteínas 32

Increíble sopa de fletán

Si estás siguiendo una dieta cetogénica, ¡definitivamente deberías probar esta idea para el almuerzo!

Tiempo de preparación: 10 minutos
Tiempo de preparación: 30 minutos
Porciones: 4

Ingredientes:

- 1 cebolla amarilla picada
- 1 kilogramo de zanahorias en rodajas
- 1 cucharada de aceite de coco
- Sal y pimienta negra al gusto
- 2 cucharadas de jengibre picado
- 1 taza de agua
- 1 kilogramo de fletán, cortado en trozos medianos
- 12 tazas de sopa de pollo

Instrucciones:

1. Calienta una sartén con aceite de oliva a fuego medio, agrega la cebolla, mezcla y sofríe durante 6 minutos.

2. Agregue el jengibre, la zanahoria, el agua y el caldo, revuelva, deje hervir, reduzca el fuego y cocine a fuego lento durante 20 minutos.
3. Haga puré la sopa en una batidora de mano, sazone con sal y pimienta y agregue los trozos de lenguado.
4. Revuelva suavemente y cocine por otros 5 minutos.
5. Dividir en tazones y servir.

¡Disfrutar!

Nutrición: calorías 140, grasas 6, fibra 1, carbohidratos 4, proteínas 14

Recetas de guarniciones cetogénicas

kimchi sencillo

¡Sirve con un bistec!

Hora de configuración: 1 hora y 10 minutos
Tiempo de preparación: 0 minutos
Porciones: 6

Ingredientes:

- 3 cucharadas de sal
- 1 kilo de col napa rallada
- 1 zanahoria cortada en juliana
- ½ taza de rábanos daikon
- 3 tallos de cebolla verde, picada
- 1 cucharada de salsa de pescado
- 3 cucharadas de hojuelas de pimiento rojo
- 3 dientes de ajo, picados
- 1 cucharada de aceite de sésamo
- ½ pulgada de jengibre rallado

Instrucciones:

1. Mezclar el repollo con sal en un bol, masajear bien durante 10 minutos, tapar y dejar reposar 1 hora.

2. En un bol, combine las hojuelas de chile con la salsa de pescado, el ajo, el aceite de sésamo y el jengibre y mezcle muy bien.
3. Escurre bien el repollo, enjuágalo con agua fría y transfiérelo a un bol.
4. Agrega la zanahoria, la cebolleta, el rábano y la pasta de pimiento y mezcla todo.
5. Déjelo en un lugar fresco y oscuro durante al menos 2 días antes de servirlo como guarnición para un asado cetogénico.

¡Disfrutar!

Nutrición: calorías 60, grasa 3, fibra 2, carbohidratos 5, proteína 1

Deliciosa guarnición con judías verdes

¡Definitivamente disfrutarás de esta increíble guarnición!

Tiempo de preparación: 10 minutos
Tiempo de preparación: 10 minutos
Porciones: 4

Ingredientes:

- 2/3 taza de parmesano rallado
- 1 huevo
- 12 onzas de judías verdes
- Sal y pimienta negra al gusto
- ½ cucharadita de ajo en polvo
- ¼ cucharadita de pimentón

Instrucciones:

1. En un bol, combine el parmesano con sal, pimienta, ajo en polvo y pimentón y mezcle.
2. En otro bol batir el huevo con sal y pimienta.
3. Remojar las judías verdes en el huevo y luego en el queso parmesano.
4. Coloca las judías verdes en una bandeja forrada y hornea a 400 grados durante 10 minutos.

5. Servir caliente como guarnición.

¡Disfrutar!

Nutrición: calorías 114, grasas 5, fibra 7, carbohidratos 3, proteínas 9

Puré de coliflor simple

¡Este puré cetogénico fácil combina bien con un plato de carne!

Tiempo de preparación: 10 minutos
Tiempo de preparación: 10 minutos
Porciones: 2

Ingredientes:

- ¼ taza de crema
- 1 cabeza pequeña de coliflor, con las flores separadas
- Sal y pimienta negra al gusto
- 2 cucharadas de queso feta rallado
- 2 cucharadas de aceitunas negras, deshuesadas y en rodajas

Instrucciones:

1. Poner agua en una cacerola, agregar sal, llevar a ebullición a fuego medio, agregar los ramos, hervir por 10 minutos, retirar del fuego y escurrir.
2. Regrese la coliflor a la sartén, agregue sal y pimienta negra al gusto y la nata y mezcle en una batidora de mano.

3. Agrega las aceitunas negras y el queso feta, mezcla y sirve como guarnición.

¡Disfrutar!

Nutrición: calorías 100, grasa 4, fibra 2, carbohidratos 3, proteína 2

Deliciosos champiñones portobello

¡Estos son simplemente los mejores! ¡Es una excelente guarnición cetogénica!

Tiempo de preparación: 10 minutos
Tiempo de preparación: 10 minutos
Porciones: 4

Ingredientes:

- 12 onzas de champiñones Portobello, rebanados
- Sal y pimienta negra al gusto
- ½ cucharadita de albahaca seca
- 2 cucharadas de aceite de oliva
- ½ cucharadita de estragón seco
- ½ cucharadita de romero seco
- ½ cucharadita de tomillo seco
- 2 cucharadas de vinagre balsámico

Instrucciones:

1. En un bol mezclar el aceite de oliva con el vinagre, la sal, la pimienta, el romero, el estragón, la albahaca y el tomillo y mezclar bien.

2. Agrega las rodajas de champiñones, revuelve bien, colócalas en la parrilla precalentada a fuego medio-alto, cocina durante 5 minutos por cada lado y sirve como guarnición cetogénica.

¡Disfrutar!

Nutrición: calorías 80, grasa 4, fibra 4, carbohidratos 2, proteína 4

Adorne con coles de Bruselas

¡Esta es una guarnición de estilo asiático que debes probar!

Tiempo de preparación: 10 minutos
Tiempo de preparación: 10 minutos
Porciones: 4

Ingredientes:

- 1 libra de coles de Bruselas, recortadas y cortadas por la mitad
- Sal y pimienta negra al gusto
- 1 cucharadita de semillas de sésamo
- 1 cucharada de cebolla verde picada
- 1 ½ cucharaditas de almíbar dorado de sukrin
- 1 cucharada de aminoácidos de coco
- 2 cucharadas de aceite de sésamo
- 1 cucharada de sriracha

Instrucciones:

1. En un bol, combine el aceite de sésamo con los aminoácidos de coco, la sriracha, el almíbar, la sal y la pimienta negra y mezcle bien.

2. Calienta una sartén a fuego medio-alto, agrega las coles de Bruselas y cocina por 5 minutos por cada lado.

3. Agrega la mezcla de aceite de sésamo, mezcla bien, espolvorea con semillas de sésamo y cebollas verdes, mezcla nuevamente y sirve como guarnición.

¡Disfrutar!

Nutrición: calorías 110, grasa 4, fibra 4, carbohidratos 6, proteína 4

Pesto delicioso

¡Este pesto cetogénico se puede servir con un sabroso plato de pollo!

Tiempo de preparación: 10 minutos
Tiempo de preparación: 0 minutos
Porciones: 4

Ingredientes:

- ½ taza de aceite de oliva
- 2 tazas de albahaca
- 1/3 taza de piñones
- 1/3 taza de parmesano rallado
- 2 dientes de ajo, picados
- Sal y pimienta negra al gusto

Instrucciones:

1. Coloca la albahaca en el procesador de alimentos, agrega los piñones y el ajo y mezcla muy bien.
2. Agrega poco a poco el parmesano, la sal, la pimienta y el aceite de oliva y vuelve a batir hasta obtener una pasta.
3. ¡Sirve con el pollo!

¡Disfrutar!

Nutrición:calorías 100, grasa 7, fibra 3, carbohidratos 1, proteína 5

Coles de Bruselas y tocino ahumado

¡A partir de ahora te encantarán tus coles de Bruselas!

Tiempo de preparación: 10 minutos
Tiempo de preparación: 30 minutos
Porciones: 4

Ingredientes:

- 8 tiras de tocino picado
- 1 libra de coles de Bruselas, recortadas y cortadas por la mitad
- Sal y pimienta negra al gusto
- Una pizca de comino molido
- Una pizca de pimiento picante triturado
- 2 cucharadas de aceite de oliva virgen extra

Instrucciones:

1. En un bol, mezcle las coles de Bruselas con la sal, la pimienta, el comino, los chiles y el aceite de oliva y revuelva bien.
2. Extienda las coles de Bruselas en una bandeja para hornear forrada, colóquelas en un horno a 375°F y hornee por 30 minutos.

3. Mientras tanto, calienta una sartén a fuego medio, agrega los trozos de tocino y cocina hasta que quede crujiente.
4. Divida las coles de Bruselas asadas en platos, decore con tocino y sirva inmediatamente como guarnición.

¡Disfrutar!

Nutrición: calorías 256, grasa 20, fibra 6, carbohidratos 5, proteínas 15

Deliciosa guarnición de espinacas

¡Esto es muy cremoso y sabroso!

Tiempo de preparación: 10 minutos

Tiempo de preparación: 15 minutos

Porciones: 2

Ingredientes:

- 2 dientes de ajo, picados
- 8 onzas de hojas de espinaca
- Un chorrito de aceite de oliva
- Sal y pimienta negra al gusto
- 4 cucharadas de crema
- 1 cucharada de mantequilla clarificada
- 2 cucharadas de parmesano rallado

Instrucciones:

1. Calienta una sartén con aceite de oliva a fuego medio, agrega las espinacas, mezcla y cocina hasta que estén suaves.
2. Agregue sal, pimienta, ghee, parmesano y ghee, revuelva y cocine por 4 minutos.
3. Agrega la nata, revuelve y cocina por otros 5 minutos.

4. Dividir en platos y servir como guarnición.

¡Disfrutar!

Nutrición: calorías 133, grasa 10, fibra 4, carbohidratos 4, proteína 2

Increíbles papas fritas con aguacate

¡Pruébalos como acompañamiento de un delicioso bistec!

Tiempo de preparación: 10 minutos

Tiempo de preparación: 5 minutos

Porciones: 3

Ingredientes:

- 3 aguacates, sin hueso, pelados, partidos por la mitad y en rodajas
- 1 ½ tazas de aceite de girasol
- 1 ½ tazas de harina de almendras
- Una pizca de pimienta de cayena
- Sal y pimienta negra al gusto

Instrucciones:

1. En un bol, combine la harina de almendras con la sal, la pimienta y la pimienta de cayena y mezcle.
2. En un segundo bol batir los huevos con una pizca de sal y pimienta.
3. Sumerge los trozos de aguacate en el huevo y luego en la mezcla de harina de almendras.

4. Calienta una sartén con aceite de oliva a fuego medio-alto, agrega los chips de aguacate y cocina hasta que estén dorados.
5. Transfiera a papel absorbente, escurra la grasa y divida en platos.
6. Servir como guarnición.

¡Disfrutar!

Nutrición: calorías 450, grasas 43, fibra 4, carbohidratos 7, proteínas 17

Coliflor asada simple

¡Es tan delicioso y tan fácil de hacer en casa! ¡Es una excelente guarnición cetogénica!

Tiempo de preparación: 10 minutos
Tiempo de cocción: 25 minutos
Porciones: 6

Ingredientes:

- 1 cabeza de coliflor, con las flores separadas
- Sal y pimienta negra al gusto
- 1/3 taza de parmesano rallado
- 1 cucharada de perejil picado
- 3 cucharadas de aceite de oliva
- 2 cucharadas de aceite de oliva virgen extra

Instrucciones:

1. En un bol, mezcle el aceite de oliva con el ajo, la sal, la pimienta y los floretes de coliflor.
2. Mezcle bien para cubrir, extienda sobre una bandeja para hornear forrada, colóquelo en un horno a 450 °F y hornee por 25 minutos, revolviendo a la mitad.

3. Agrega el parmesano y el perejil, revuelve y cocina por otros 5 minutos.
4. Divida en platos y sirva como guarnición cetogénica.

¡Disfrutar!

Nutrición: calorías 118, grasa 2, fibra 3, carbohidratos 1, proteína 6

Adorne con champiñones y espinacas.

¡Esta es una guarnición cetogénica al estilo italiano que vale la pena probar lo antes posible!

Tiempo de preparación: 10 minutos
Tiempo de preparación: 10 minutos
Porciones: 4

Ingredientes:

- 10 onzas de hojas de espinaca picadas
- Sal y pimienta negra al gusto
- 14 onzas de champiñones picados
- 2 dientes de ajo, picados
- Un puñado de perejil picado
- 1 cebolla amarilla picada
- 4 cucharadas de aceite de oliva
- 2 cucharadas de vinagre balsámico

Instrucciones:

1. Calienta una sartén con aceite de oliva a fuego medio-alto, agrega el ajo y la cebolla, revuelve y cocina por 4 minutos.

2. Agrega los champiñones, revuelve y cocina por otros 3 minutos.
3. Agrega las espinacas, revuelve y cocina por 3 minutos.
4. Agrega el vinagre, la sal y la pimienta, revuelve y cocina por 1 minuto más.
5. Agrega el perejil, mezcla, divide en platos y sirve caliente como guarnición.

¡Disfrutar!

Nutrición: calorías 200, grasa 4, fibra 6, carbohidratos 2, proteínas 12

Delicioso quimbombó y tomates

¡Esto es muy simple y fácil de hacer! ¡Es una de las mejores guarniciones cetogénicas de todos los tiempos!

Tiempo de preparación: 10 minutos
Tiempo de preparación: 10 minutos
Porciones: 6

Ingredientes:

- 14 onzas de tomates enlatados, picados
- Sal y pimienta negra al gusto
- 2 tallos de apio picados
- 1 cebolla amarilla picada
- 1 kilogramo de okra en rodajas
- 2 rebanadas de tocino, picado
- 1 pimiento verde pequeño, picado

Instrucciones:

1. Calienta una sartén a fuego medio-alto, agrega el tocino, revuelve, dora por unos minutos, transfiere a papel absorbente y reserva por ahora.

2. Vuelva a calentar la sartén a fuego medio, agregue la okra, los pimientos, la cebolla y el apio, mezcle y cocine por 2 minutos.
3. Agrega los tomates, sal y pimienta, revuelve y cocina por 3 minutos.
4. Dividir en platos, decorar con tocino crujiente y servir.

¡Disfrutar!

Nutrición: calorías 100, grasa 2, fibra 3, carbohidratos 2, proteína 6

Guisantes y menta increíbles

¡Esta guarnición no es solo cetogénica! ¡También es rápido y fácil!

Tiempo de preparación: 10 minutos
Tiempo de preparación: 5 minutos
Porciones: 4

Ingredientes:

- ¾ kilo de guisantes, sin cáscara
- Sal y pimienta negra al gusto
- 1 cucharada de hojas de menta picadas
- 2 cucharaditas de aceite de oliva
- 3 cebollas verdes picadas
- 1 diente de ajo picado

Instrucciones:

1. Calienta una sartén con aceite a fuego medio-alto.
2. Agrega los guisantes, la sal, la pimienta, el cebollino, el ajo y la menta.
3. Mezclar todo, cocinar por 5 minutos, dividir en platos y servir como guarnición para un cerdo asado.

¡Disfrutar!

Nutrición: calorías 70, grasa 1, fibra 1, carbohidratos 0,4, proteínas 6

Esquema de repollo

¡Esto es increíblemente asombroso!

Tiempo de preparación: 10 minutos
Hora de cocinar: 2 horas y 15 minutos
Porciones: 10

Ingredientes:

- 5 manojos de repollo picado
- Sal y pimienta negra al gusto
- 1 cucharada de hojuelas de pimiento rojo triturado
- 5 tazas de sopa de pollo
- 1 pierna de pavo
- 2 cucharadas de ajo picado
- ¼ taza de aceite de oliva

Instrucciones:

1. Calienta una sartén con aceite de oliva a fuego medio, agrega el ajo, mezcla y cocina por 1 minuto.
2. Agrega el caldo, la sal, la pimienta y la carne de pavo, revuelve, tapa y cocina por 30 minutos.
3. Agrega el repollo, tapa la sartén nuevamente y cocina por otros 45 minutos.

4. Reduzca el fuego a medio, agregue más sal y pimienta, revuelva y cocine por 1 hora.
5. Escurrir las verduras, mezclar con las hojuelas de pimiento, mezclar, dividir en platos y servir como guarnición.

¡Disfrutar!

Nutrición: calorías 143, grasa 3, fibra 4, carbohidratos 3, proteína 6

Adorne con berenjenas y tomates.

¡Es una guarnición cetogénica que prepararás una y otra vez!

Tiempo de preparación: 10 minutos
Tiempo de preparación: 15 minutos
Porciones: 4

Ingredientes:

- 1 tomate en rodajas
- 1 berenjena cortada en rodajas finas
- Sal y pimienta negra al gusto
- ¼ de taza de parmesano rallado
- Un chorrito de aceite de oliva

Instrucciones:

1. Coloca las berenjenas en rodajas en una bandeja para horno forrada, espolvorea con aceite de oliva y espolvorea con la mitad del parmesano.
2. Cubre las rodajas de berenjena con las rodajas de tomate, sazona con sal y pimienta al gusto y espolvorea con el queso restante.
3. Coloque en un horno a 400°F y hornee por 15 minutos.
4. Divida en platos y sirva caliente como guarnición.

¡Disfrutar!

Nutrición: calorías 55, grasa 1, fibra 1, carbohidratos 0,5, proteínas 7

Brócoli con mantequilla de almendras y limón

¡Esta guarnición es perfecta para un bistec a la parrilla!

Tiempo de preparación: 10 minutos
Tiempo de preparación: 10 minutos
Porciones: 4

Ingredientes:

- 1 cabeza de brócoli, con los floretes separados
- Sal y pimienta negra al gusto
- ¼ de taza de almendras blanqueadas
- 1 cucharadita de cáscara de limón
- ¼ de taza de mantequilla de coco derretida
- 2 cucharadas de jugo de limón

Instrucciones:

1. Poner agua en una cacerola, agregar sal y llevar a ebullición a fuego medio-alto.
2. Coloque los floretes de brócoli en una canasta vaporera, colóquelos en la sartén, cubra y cocine al vapor durante 8 minutos.

3. Escurrir y transferir a un bol.
4. Calienta una sartén con la mantequilla de coco a fuego medio, agrega el jugo de limón, la cáscara y las almendras, mezcla y retira del fuego.
5. Agregue el brócoli, revuelva bien, divídalo en platos y sirva como guarnición cetogénica.

¡Disfrutar!

Nutrición: calorías 170, grasa 15, fibra 4, carbohidratos 4, proteína 4

Brócoli salteado sencillo

¡Se sirve con filete de pollo o pescado!

Tiempo de preparación: 10 minutos
Tiempo de cocción: 22 minutos
Porciones: 4

Ingredientes:

- 5 cucharadas de aceite de oliva
- 1 diente de ajo picado
- 1 kg de floretes de brócoli
- 1 cucharada de parmesano rallado
- Sal y pimienta negra al gusto

Instrucciones:

1. Ponga agua en una cacerola, agregue sal, hierva a fuego medio-alto, agregue el brócoli, hierva por 5 minutos y escurra.
2. Calienta una sartén con aceite de oliva a fuego medio-alto, agrega el ajo, revuelve y cocina por 2 minutos.
3. Agrega el brócoli, revuelve y cocina por 15 minutos.
4. Retirar del fuego, espolvorear con queso parmesano, dividir en platos y servir.

¡Disfrutar!

Nutrición:calorías 193, grasa 14, fibra 3, carbohidratos 6, proteínas 5

Cebollas ligeramente asadas

¡Esta guarnición cetogénica es perfecta para el bistec!

Tiempo de preparación: 10 minutos
Tiempo de cocción: 1 hora
Porciones: 4

Ingredientes:

- ½ taza de mantequilla
- 4 cebollas
- 4 cubos de caldo de pollo
- Sal y pimienta negra

Dirección:

1. Corta los extremos de la cebolla y haz un agujero en el centro, vierte ghee y cubitos de caldo de pollo en estos agujeros y sazona con sal y pimienta.
2. Envuelva las cebollas en papel de aluminio, colóquelas en la parrilla de la cocina precalentada y cocínelas durante 1 hora.
3. Desenvuelve las cebollas, córtalas en trozos grandes, colócalas en platos y sírvelas como guarnición.

¡Disfrutar!

Nutrición: calorías 135, grasa 11, fibra 4, carbohidratos 6, proteínas 3

Salteado de calabacín

¡Sirve con un poco de pollo y disfruta de una comida perfecta!

Tiempo de preparación: 10 minutos
Tiempo de preparación: 15 minutos
Porciones: 6

Ingredientes:

- 1 cebolla morada picada
- 1 tomate picado
- ½ kilo de tomates picados
- Sal y pimienta negra al gusto
- 1 diente de ajo picado
- 1 diente de ajo picado
- 1 cucharadita de especias italianas
- 4 rodajas de calabacín

Instrucciones:

1. Calienta una sartén con aceite de oliva a fuego medio, agrega la cebolla, sal y pimienta, mezcla y cocina por 2 minutos.
2. Agrega los champiñones y el calabacín, revuelve y cocina por 5 minutos.

3. Agrega el ajo, los tomates y el condimento italiano, revuelve y cocina por otros 6 minutos.
4. Retirar del fuego, dividir en platos y servir como guarnición.

¡Disfrutar!

Nutrición:calorías 70, grasa 3, fibra 2, carbohidratos 6, proteína 4

Acelgas fritas deliciosas

¡Tienes que probar esta guarnición cetogénica! ¡Combina perfectamente con carnes a la parrilla!

Tiempo de preparación: 10 minutos
Tiempo de preparación: 10 minutos
Porciones: 2

Ingredientes:

- 2 cucharadas de mantequilla clarificada
- 4 rebanadas de tocino, picado
- 1 manojo de remolacha roja picada en trozos grandes
- ½ cucharadita de pasta de ajo
- 3 cucharadas de jugo de limón
- Sal y pimienta negra al gusto

Instrucciones:

1. Calienta una sartén a fuego medio, agrega los trozos de tocino y cocina hasta que estén crujientes.
2. Agrega el ghee y revuelve hasta que se derrita.
3. Agrega la pasta de ajo y el jugo de limón, revuelve y cocina por 1 minuto.
4. Agrega las cebolletas, revuelve y cocina por 4 minutos.

5. Agregue sal y pimienta negra al gusto, revuelva, divida en platos y sirva como guarnición cetogénica.

¡Disfrutar!

Nutrición: calorías 300, grasas 32, fibra 7, carbohidratos 6, proteínas 8

Deliciosa ensalada de champiñones

¡Esto es tan delicioso y fácil de hacer!

Tiempo de preparación: 10 minutos
Tiempo de preparación: 10 minutos
Porciones: 4

Ingredientes:

- 2 cucharadas de mantequilla clarificada
- 1 kilo de champiñones cremini picados
- 4 cucharadas de aceite de oliva virgen extra
- Sal y pimienta negra al gusto
- 4 grupos de cohetes
- 8 lonchas de jamón
- 2 cucharadas de vinagre de manzana
- 8 tomates secos en aceite, escurridos y troceados
- Unas hojuelas de parmesano
- Unas hojas de perejil picado

Instrucciones:

1. Calienta una sartén con ghee y la mitad del aceite de oliva a fuego medio-alto.

2. Agrega los champiñones, sal y pimienta, revuelve y cocina por 3 minutos.
3. Reduzca el fuego, revuelva nuevamente y cocine por otros 3 minutos.
4. Agrega el aceite y el vinagre restantes, revuelve y cocina por un minuto más.
5. Coloca la rúcula en un plato, cubre con jamón, agrega la mezcla de champiñones, tomates secos, más sal y pimienta, hojuelas de parmesano y perejil y sirve.

¡Disfrutar!

Nutrición: calorías 160, grasa 4, fibra 2, carbohidratos 2, proteína 6

ensalada griega

¡Prepárate para una fabulosa combinación de ingredientes! ¡Prueba esta fantástica ensalada ahora!

Tiempo de preparación: 10 minutos
Tiempo de preparación: 7 minutos
Porciones: 6

Ingredientes:

- ½ kilogramo de champiñones en rodajas
- 1 cucharada de aceite de oliva virgen extra
- 3 dientes de ajo, picados
- 1 cucharadita de albahaca seca
- Sal y pimienta negra al gusto
- 1 tomate cortado en cubitos
- 3 cucharadas de jugo de limón
- ½ taza de agua
- 1 cucharada de cilantro picado

Instrucciones:

1. Calienta una sartén con aceite de oliva a fuego medio, agrega los champiñones, mezcla y cocina por 3 minutos.
2. Agrega la albahaca y el ajo, revuelve y cocina por 1 minuto más.
3. Agrega agua, sal, pimienta, tomates y jugo de limón, revuelve y cocina por unos minutos más.
4. Retirar del fuego, transferir a un bol, dejar enfriar, espolvorear con cilantro y servir.

¡Disfrutar!

Nutrición: calorías 200, grasa 2, fibra 2, carbohidratos 1, proteína 10

Salsa de tomate

¡Es una guarnición cetogénica perfecta y la más fácil!

Tiempo de preparación: 2 horas
Tiempo de preparación: 0 minutos
Porciones: 5

Ingredientes:

- 3 tomates amarillos, sin hueso y picados
- 1 tomate rojo, sin hueso y picado
- Sal y pimienta negra al gusto
- 1 taza de sandía, sin semillas y picada
- 1/3 taza de cebolla morada finamente picada
- 1 mango pelado, sin semillas y picado
- 2 chiles jalapeños, finamente picados
- ¼ de taza de cilantro picado
- 3 cucharadas de jugo de limón
- 2 cucharaditas de miel

Instrucciones:

1. En un bowl mezcla los tomates amarillos y rojos con el mango, la sandía, la cebolla y el jalapeño.

2. Agrega cilantro, jugo de limón, sal, pimienta al gusto y miel y mezcla bien.
3. Cubra el plato, refrigere por 2 horas y sirva como guarnición cetogénica.

¡Disfrutar!

Nutrición: calorías 80, grasa 1, fibra 2, carbohidratos 1, proteína 4

Ensalada de verano

¡Será la mejor ensalada de verano de todos los tiempos!

Tiempo de preparación: 10 minutos
Tiempo de preparación: 5 minutos
Porciones: 6

Ingredientes:

- ½ taza de aceite de oliva virgen extra
- 1 pepino picado
- 2 baguettes cortadas en cubitos
- 2 litros de tomates cherry de colores, cortados por la mitad
- Sal y pimienta negra al gusto
- 1 cebolla morada picada
- 3 cucharadas de vinagre balsámico
- 1 diente de ajo picado
- 1 manojo de albahaca, picada en trozos grandes

Instrucciones:

1. En un bol mezcla los cubitos de pan con la mitad del aceite de oliva y mezcla bien.

2. Calienta una sartén a fuego medio-alto, agrega el pan, revuelve, tuesta por 10 minutos, retira del fuego, escurre y reserva por ahora.
3. En un bol mezcla el vinagre con la sal, la pimienta y el resto del aceite y mezcla muy bien.
4. En una ensaladera mezcla el pepino con el tomate, la cebolla, el ajo y el pan.
5. Agrega la salsa de vinagre, mezcla bien, espolvorea con albahaca, agrega sal y pimienta si es necesario, mezcla bien y sirve.

¡Disfrutar!

Nutrición: calorías 90, grasa 0, fibra 2, carbohidratos 2, proteínas 4

Tomates y Bocconcini

¡Esta ensalada va muy bien con un bistec a la parrilla!

Tiempo de preparación: 6 minutos
Tiempo de preparación: 0 minutos
Porciones: 4

Ingredientes:

- 20 onzas de tomates rebanados
- 2 cucharadas de aceite de oliva virgen extra
- 1 ½ cucharadita de vinagre balsámico
- 1 cucharadita de stevia
- 1 diente de ajo finamente picado
- 8 onzas de mermelada baby, escurrida y desmenuzada
- 1 taza de hojas de albahaca, picadas en trozos grandes
- Sal y pimienta negra al gusto

Instrucciones:

1. En un bol mezcla la stevia con el vinagre, el ajo, el aceite de oliva, la sal y la pimienta y mezcla muy bien.
2. En una ensaladera, mezcle los bocconcini con el tomate y la albahaca.

3. Agrega la salsa, mezcla bien y sirve inmediatamente como guarnición cetogénica.

¡Disfrutar!

Nutrición: calorías 100, grasa 2, fibra 2, carbohidratos 1, proteína 9

Ensalada de pepino y dátil

¡Esta es una ensalada cetogénica muy saludable! ¡Pruébalo y disfruta de su aroma!

Tiempo de preparación: 10 minutos
Tiempo de preparación: 0 minutos
Porciones: 4

Ingredientes:

- 2 pepinos ingleses en rodajas
- 8 dátiles, deshuesados y rebanados
- ¾ taza de hinojo en rodajas finas
- 2 cucharadas de cebollino picado
- ½ taza de nueces picadas
- 2 cucharadas de jugo de limón
- 4 cucharadas de aceite de oliva frutal
- Sal y pimienta negra al gusto

Instrucciones:

1. Coloque los trozos de pepino sobre una toalla de papel, presione bien y transfiéralo a una ensaladera.
2. Tritúralos un poco con un tenedor.

3. Añade los dátiles, el hinojo, el cebollino y las nueces y mezcla suavemente.
4. Agrega sal, pimienta, jugo de limón y aceite de oliva, mezcla bien y sirve inmediatamente.

¡Disfrutar!

Nutrición: calorías 80, grasas 0,2, fibra 1, carbohidratos 0,4, proteínas 5

Ensalada ligera de berenjenas

¡Es una gran idea para una guarnición cetogénica fácil!

Tiempo de preparación: 10 minutos
Tiempo de preparación: 10 minutos
Porciones: 4

Ingredientes:

- 1 berenjena en rodajas
- 1 cebolla morada en rodajas
- Un chorrito de aceite de canola
- 1 aguacate, sin hueso y picado
- 1 cucharadita de mostaza
- 1 cucharada de vinagre balsámico
- 1 cucharada de orégano recién picado
- Un chorrito de aceite de oliva
- Sal y pimienta negra al gusto
- Ralladura de 1 limón
- Unas ramitas de perejil picado para servir

Instrucciones:

1. Unte las rodajas de cebolla morada y berenjena con un chorrito de aceite de canola, colóquelas en la parrilla caliente y cocine hasta que estén suaves.
2. Transfiera a una tabla de cortar, deje enfriar, pique y coloque en un bol.
3. Agrega el aguacate y mezcla suavemente.
4. En un bol mezcla el vinagre con la mostaza, el orégano, el aceite de oliva, sal y pimienta al gusto.
5. Agrega a la mezcla de berenjena, aguacate y cebolla, mezcla bien, agrega la cáscara de limón y el perejil por encima y sirve.

¡Disfrutar!

Nutrición: calorías 120, grasa 3, fibra 2, carbohidratos 1, proteína 8

ensalada especial

¡Nos encanta esta ensalada italiana!

Hora de configuración: 2 horas y 10 minutos
Hora de cocinar: 1 hora y 30 minutos
Porciones: 12

Ingredientes:

- 1 diente de ajo machacado
- 6 berenjenas
- 1 cucharadita de perejil seco
- 1 cucharadita de orégano seco
- ¼ cucharadita de albahaca seca
- 3 cucharadas de aceite de oliva virgen extra
- 2 cucharadas de stevia
- 1 cucharada de vinagre balsámico
- Sal y pimienta negra al gusto

Instrucciones:

1. Pinchar la berenjena con un tenedor, disponer en una bandeja, meter al horno a 350 grados, hornear por 1 hora y 30 minutos, retirar del horno, dejar enfriar, limpiar, picar y transferir a una ensaladera.

2. Agrega ajo, aceite de oliva, perejil, stevia, orégano, albahaca, sal y pimienta al gusto, mezcla bien, refrigera por 2 horas y luego sirve.

¡Disfrutar!

Nutrición: calorías 150, grasa 1, fibra 2, carbohidratos 1, proteínas 8

Ensalada especial de escarola y berros

¡Es una guarnición tan fresca que combina bien con un bistec cetogénico a la parrilla!

Tiempo de preparación: 10 minutos
Tiempo de preparación: 5 minutos
Porciones: 4

Ingredientes:

- 4 endibias medianas, raíces y puntas recortadas y cortadas en rodajas finas en forma transversal
- 1 cucharada de jugo de limón
- 1 chalota finamente picada
- 1 cucharada de vinagre balsámico
- 2 cucharadas de aceite de oliva virgen extra
- 6 cucharadas de crema
- Sal y pimienta negra al gusto
- 4 onzas de berros, cortados en gajos medianos
- 1 manzana, en rodajas finas
- 1 cucharada de perifollo picado
- 1 cucharada de estragón picado
- 1 cucharada de cebollino picado
- 1/3 taza de almendras picadas

- 1 cucharada de perejil picado

Instrucciones:

1. En un bol mezcla el jugo de limón con el vinagre, la sal y la taza de té, mezcla y deja reposar por 10 minutos.
2. Agrega el aceite de oliva, la pimienta, mezcla y deja reposar otros 2 minutos.
3. Colocar en una ensaladera las endibias, la manzana, los berros, el cebollino, el estragón, el perejil y el perifollo.
4. Agrega sal y pimienta al gusto y mezcla bien.
5. Agrega la nata y la vinagreta, revuelve suavemente y sirve como guarnición con las almendras por encima.

¡Disfrutar!

Nutrición: calorías 200, grasa 3, fibra 5, carbohidratos 2, proteína 10

ensalada india

¡Es muy saludable y rico!

Tiempo de preparación: 15 minutos
Tiempo de preparación: 0 minutos
Porciones: 6

Ingredientes:

- 3 zanahorias, finamente ralladas
- 2 calabacines, finamente picados
- Un manojo de rábanos en rodajas finas
- ½ cebolla morada picada
- 6 hojas de menta, picadas en trozos grandes

Para el aderezo de ensalada:

- 1 cucharadita de mostaza
- 1 cucharada de mayonesa casera
- 1 cucharada de vinagre balsámico
- 2 cucharadas de aceite de oliva virgen extra
- Sal y pimienta negra al gusto

Instrucciones:

1. En un bol mezcla la mostaza con la mayonesa, el vinagre, sal y pimienta al gusto y mezcla bien.

2. Agrega poco a poco el aceite y mezcla todo.
3. En una ensaladera, mezcle las zanahorias con los rábanos, el calabacín y las hojas de menta.
4. Agrega el aderezo para ensalada, revuelve bien y refrigera hasta que esté listo para servir.

¡Disfrutar!

Nutrición:calorías 140, grasa 1, fibra 2, carbohidratos 1, proteína 7

Chutney indio de menta

¡Tiene un color y sabor tan únicos! ¡Es un acompañamiento especial para cualquier bistec!

Tiempo de preparación: 10 minutos
Tiempo de preparación: 0 minutos
Porciones: 8

Ingredientes:

- 1 ½ tazas de hojas de menta
- 1 manojo de cilantro
- Sal y pimienta negra al gusto
- 1 pimiento verde, sin semillas
- 1 cebolla amarilla cortada en trozos medianos
- ¼ de taza de agua
- 1 cucharada de jugo de tamarindo

Instrucciones:

1. Coloca las hojas de menta y cilantro en el procesador de alimentos y licúa.
2. Agrega pimienta, sal, pimienta negra, cebolla y pasta de tamarindo y mezcla nuevamente.

3. Agrega el agua, licúa nuevamente hasta que esté cremoso, transfiérelo a un tazón y sirve como guarnición para un sabroso asado cetogénico. ¡Disfrutar!

Nutrición: calorías 100, grasa 1, fibra 1, carbohidratos 0,4, proteínas 6

Chutney de coco indio

¡Es perfecto para un plato cetogénico al estilo indio!

Tiempo de preparación: 5 minutos
Tiempo de preparación: 5 minutos
Porciones: 3

Ingredientes:

- ½ cucharadita de comino
- ½ taza de coco rallado
- 2 cucharadas de chana dal ya asado
- 2 pimientos verdes
- Sal al gusto
- 1 diente de ajo
- ¾ cucharadas de aceite de aguacate
- ¼ cucharadita de semillas de mostaza
- Una punta de cremallera
- ½ cucharadita de urad dal
- 1 pimiento rojo picado
- 1 hoja de curry de primavera

Instrucciones:

1. En un procesador de alimentos, combine el coco con sal al gusto, comino, ajo, chana dal y chiles verdes y mezcle bien.
2. Agrega un poco de agua y vuelve a mezclar.
3. Calienta una sartén con aceite a fuego medio, agrega los chiles rojos, el urad dal, las semillas de mostaza, las hojas y el curry, revuelve y cocina por 2-3 minutos.
4. Agregue el chutney de coco, revuelva suavemente y sirva como guarnición.

¡Disfrutar!

Nutrición:calorías 90, grasa 1, fibra 1, carbohidratos 1, proteína 6

Chutney de tamarindo fácil

¡Es dulce y perfectamente equilibrado! ¡Es uno de los mejores acompañamientos para un plato cetogénico!

Tiempo de preparación: 10 minutos
Tiempo de cocción: 35 minutos
Porciones: 10

Ingredientes:

- 1 cucharadita de semillas de comino
- 1 cucharada de aceite de canola
- ½ cucharadita de garam masala
- ½ cucharadita de asafétida en polvo
- 1 cucharadita de jengibre en polvo
- ½ cucharadita de semillas de hinojo
- ½ cucharadita de pimienta de cayena
- 1 ¼ taza de azúcar de coco
- 2 tazas de agua
- 3 cucharadas de pasta de tamarindo

Instrucciones:

1. Calienta una sartén con aceite a fuego medio, agrega el jengibre, el comino, la pimienta de cayena, la asafétida

en polvo, las semillas de hinojo y el garam masala, revuelve y cocina por 2 minutos.

2. Agregue agua, azúcar y pasta de tamarindo, revuelva, deje hervir, reduzca el fuego y cocine a fuego lento el chutney durante 30 minutos.
3. Transfiera a un tazón y déjelo enfriar antes de servir como guarnición para el bistec.

¡Disfrutar!

Nutrición: calorías 120, grasa 1, fibra 3, carbohidratos 5, proteínas 9

Pimiento caramelizado

¡Un plato de cerdo cetogénico quedará mucho mejor con una guarnición como esta!

Tiempo de preparación: 10 minutos
Tiempo de cocción: 32 minutos
Porciones: 4

Ingredientes:

- 1 cucharada de aceite de oliva
- 1 cucharadita de mantequilla
- 2 pimientos rojos cortados en tiras finas
- 2 cebollas moradas cortadas en tiras finas
- Sal y pimienta negra al gusto
- 1 cucharadita de albahaca seca

Instrucciones:

1. Calienta una sartén con ghee y aceite de oliva a fuego medio, agrega la cebolla y el pimiento, revuelve y cocina por 2 minutos.
2. Baja el fuego y cocina por otros 30 minutos, revolviendo constantemente.

3. Agregue sal, pimienta y albahaca, revuelva nuevamente, retire del fuego y sirva como guarnición cetogénica.

¡Disfrutar!

Nutrición: calorías 97, grasa 4, fibra 2, carbohidratos 6, proteína 2

Acelgas rojas caramelizadas

¡Esta es una guarnición fácil!

Tiempo de preparación: 10 minutos
Tiempo de preparación: 20 minutos
Porciones: 4

Ingredientes:

- 2 cucharadas de aceite de oliva
- 1 cebolla amarilla picada
- 2 cucharadas de alcaparras
- jugo de 1 limon
- Sal y pimienta negra al gusto
- 1 cucharadita de azúcar de palma
- 1 manojo de remolacha picada
- ¼ de taza de aceitunas Kalamata, deshuesadas y picadas

Instrucciones:

1. Calienta una sartén con aceite de oliva a fuego medio, agrega la cebolla, mezcla y sofríe por 4 minutos.
2. Agrega el azúcar de palma y mezcla bien.

3. Agrega las aceitunas y la remolacha, revuelve y cocina por otros 10 minutos.
4. Agrega las alcaparras, el jugo de limón, la sal y la pimienta, revuelve y cocina por 3 minutos más.
5. Divida en platos y sirva como guarnición cetogénica. ¡Disfrutar!

Nutrición:calorías 119, grasa 7, fibra 3, carbohidratos 7, proteína 2

Repollo Especial Adorne Con Repollo

¡Esto es perfecto como guarnición cetogénica para un regalo de verano!

Tiempo de preparación: 10 minutos
Tiempo de cocción: 45 minutos
Porciones: 4

Ingredientes:

- 2 tazas de agua
- 1 cucharada de vinagre balsámico
- 1/3 taza de almendras tostadas
- 3 dientes de ajo, picados
- 1 manojo de col rizada cocida al vapor y picada
- 1 cebolla amarilla pequeña picada
- 2 cucharadas de aceite de oliva

Instrucciones:

1. Calienta una sartén con aceite de oliva a fuego medio, agrega la cebolla, mezcla y cocina por 10 minutos.
2. Agrega el ajo, revuelve y cocina por 1 minuto.
3. Agrega el agua y el repollo, tapa la cacerola y cocina por 30 minutos.

4. Agrega sal, pimienta, vinagre balsámico y almendras, mezcla bien, divide en platos y sirve como guarnición. ¡Disfrutar!

Nutrición: calorías 170, grasa 11, fibra 3, carbohidratos 7, proteínas 7

Ensalada de col increíble

¡La ensalada de repollo es muy famosa! ¡Hoy te recomendamos uno ceto!

Tiempo de preparación: 10 minutos
Tiempo de preparación: 0 minutos
Porciones: 4

Ingredientes:

- 1 cabeza pequeña de col verde, rallada
- Sal y pimienta negra al gusto
- 6 cucharadas de mayonesa
- Sal y pimienta negra al gusto
- 1 polvo de semillas de hinojo
- Jugo de ½ limón
- 1 cucharada de mostaza Dijon

Instrucciones:

1. En un bol mezcla el repollo con la sal y el jugo de limón, mezcla bien y deja reposar por 10 minutos.
2. Presione bien el repollo, agregue más sal y pimienta, semillas de hinojo, mayonesa y mostaza.
3. Mezclar bien y servir.

¡Disfrutar!

Nutrición: calorías 150, grasa 3, fibra 2, carbohidratos 2, proteína 7

Bolas De Espinacas Simples

¡Este es un aperitivo de fiesta cetogénico muy sabroso!

Tiempo de preparación: 10 minutos
Tiempo de cocción: 12 minutos
Porciones: 30

Ingredientes:

- 4 cucharadas de mantequilla clarificada derretida
- 2 huevos
- 1 taza de harina de almendras
- 16 onzas de espinacas
- 1/3 taza de queso feta rallado
- ¼ cucharadita de nuez moscada molida
- 1/3 taza de parmesano rallado
- Sal y pimienta negra al gusto
- 1 cucharada de cebolla en polvo
- 3 cucharadas de crema batida
- 1 cucharadita de ajo en polvo

Instrucciones:

1. En una licuadora, mezcle las espinacas con el ghee, los huevos, la harina de almendras, el queso feta, el

parmesano, la nuez moscada, la crema, la sal, la pimienta, la cebolla y el ajo, la pimienta y mezcle bien.

2. Transfiera a un tazón y refrigere por 10 minutos.
3. Forme 30 bolas de espinacas, colóquelas en una bandeja para hornear forrada, colóquelas en un horno a 350 grados y hornee por 12 minutos.
4. Deja enfriar las albóndigas de espinacas y sírvelas como aperitivo de fiesta.

¡Disfrutar!

Nutrición: calorías 60, grasas 5, fibra 1, carbohidratos 0,7, proteínas 2

Salsa de espinacas y ajo

¡Este aperitivo cetogénico hará que ames aún más las espinacas!

Tiempo de preparación: 10 minutos

Tiempo de cocción: 35 minutos

Porciones: 6

Ingredientes:

- 6 rebanadas de tocino
- 5 onzas de espinacas
- ½ taza de crema
- 8 onzas de queso crema, suave
- 1 ½ cucharaditas de perejil picado
- 2,5 onzas de parmesano rallado
- 1 cucharada de jugo de limón
- Sal y pimienta negra al gusto
- 1 cucharada de ajo picado

Instrucciones:

1. Calentar una sartén a fuego medio, agregar el tocino, freír hasta que esté crujiente, transferir a toallas de papel, escurrir la grasa, desmenuzar y reservar en un bol.

2. Calienta la misma sartén con la grasa del tocino a fuego medio, agrega las espinacas, revuelve, cocina por 2 minutos y transfiere a un bol.
3. En otro bol mezcla el queso crema con el ajo, la sal, la pimienta, la nata y el perejil y mezcla bien.
4. Agrega el tocino y mezcla nuevamente.
5. Agrega el jugo de limón y las espinacas y mezcla todo.
6. Agrega el parmesano y mezcla nuevamente.
7. Divida en moldes, colóquelo en el horno a 350 grados y hornee por 25 minutos.
8. Enciende el horno y cocina por otros 4 minutos.
9. Servir con galletas saladas.

¡Disfrutar!

Nutrición: calorías 345, grasa 12, fibra 3, carbohidratos 6, proteínas 11

Aperitivo de champiñones

¡Estos champiñones son tan deliciosos!

Tiempo de preparación: 10 minutos
Tiempo de preparación: 20 minutos
Porciones: 5

Ingredientes:

- ¼ taza de mayonesa
- 1 cucharadita de ajo en polvo
- 1 cebolla amarilla pequeña picada
- 24 onzas de tapas de champiñones blancos
- Sal y pimienta negra al gusto
- 1 cucharadita de curry en polvo
- 4 onzas de queso crema suave
- ¼ taza de crema
- ½ taza de queso mexicano rallado
- 1 taza de camarones cocidos, pelados, cortados y picados

Instrucciones:

1. En un bowl mezcla la mayonesa con el ajo en polvo, la cebolla, el curry en polvo, el queso crema, la crema

agria, el queso mexicano, los camarones, sal y pimienta al gusto y bate bien.

2. Rellena los champiñones con esta mezcla, colócalos en una bandeja para hornear y hornea a 350 grados F por 20 minutos.
3. Disponer en una fuente para servir y servir.

¡Disfrutar!

Nutrición: calorías 244, grasa 20, fibra 3, carbohidratos 7, proteínas 14

palillos simples

¡Solo tienes que probar este increíble snack cetogénico!

Tiempo de preparación: 10 minutos
Tiempo de preparación: 15 minutos
Porciones: 24

Ingredientes:

- 3 cucharadas de queso crema, suave
- 1 cucharada de psyllium en polvo
- ¾ taza de harina de almendras
- 2 tazas de mozzarella derretida durante 30 segundos en el microondas
- 1 cucharadita de polvo para hornear
- 1 huevo
- 2 cucharadas de condimento italiano
- Sal y pimienta negra al gusto
- 3 onzas de queso cheddar rallado
- 1 cucharadita de cebolla en polvo

Instrucciones:

1. En un bol, combine el psyllium en polvo con la harina de almendras, la levadura, la sal y la pimienta y mezcle.

2. Agrega el queso crema, la mozzarella derretida y el huevo y mezcla con las manos hasta obtener una masa.
3. Extender sobre una bandeja para horno y cortar en 24 palitos.
4. Espolvorea con cebolla en polvo y condimento italiano.
5. Cubra con queso cheddar, colóquelo en un horno a 350 grados F y hornee por 15 minutos.
6. ¡Sírvelos como refrigerio cetogénico!

¡Disfrutar!

Nutrición: calorías 245, grasas 12, fibra 5, carbohidratos 3, proteínas 14

albóndigas italianas

¡Este aperitivo al estilo italiano es 100% cetogénico!

Tiempo de preparación: 10 minutos
Tiempo de preparación: 6 minutos
Porciones: 16

Ingredientes:

- 1 huevo
- Sal y pimienta negra al gusto
- ¼ taza de harina de almendras
- 1 kg de carne molida de pavo
- ½ cucharadita de ajo en polvo
- 2 cucharadas de tomates secados al sol picados
- ½ taza de mozzarella rallada
- 2 cucharadas de aceite de oliva
- 2 cucharadas de albahaca picada

Instrucciones:

1. En un bol, combine el pavo con la sal, la pimienta, el huevo, la harina de almendras, el ajo en polvo, los tomates secados al sol, la mozzarella y la albahaca y mezcle bien.

2. Forma 12 albóndigas, calienta un sartén con aceite de oliva a fuego medio-alto, agrega las albóndigas y cocina por 2 minutos por cada lado.
3. Disponer en una fuente para servir y servir.

¡Disfrutar!

Nutrición: calorías 80, grasas 6, fibra 3, carbohidratos 5, proteínas 7

alitas de parmesano

¡Serán disfrutados por toda la familia!

Tiempo de preparación: 10 minutos
Tiempo de cocción: 24 minutos
Porciones: 6

Ingredientes:

- 6 libras de alitas de pollo, cortadas por la mitad
- Sal y pimienta negra al gusto
- ½ cucharadita de condimento italiano
- 2 cucharadas de mantequilla clarificada
- ½ taza de parmesano rallado
- Una pizca de hojuelas de pimiento rojo molido
- 1 cucharadita de ajo en polvo
- 1 huevo

Instrucciones:

1. Coloque las alitas de pollo en una bandeja para hornear forrada, colóquelas en el horno a 425 grados F y hornee por 17 minutos.
2. Mientras tanto, en una licuadora, combine el ghee con el queso, el huevo, la sal, la pimienta, las hojuelas de

pimienta, el ajo en polvo y el condimento italiano y mezcle muy bien.
3. Retira las alitas de pollo del horno, dales la vuelta, regresa el horno al grill y cocina por otros 5 minutos.
4. Retire nuevamente los trozos de pollo del horno, vierta sobre la salsa, revuelva bien para cubrir y cocine por 1 minuto más.
5. Sírvelos como un aperitivo cetogénico rápido.

¡Disfrutar!

Nutrición: calorías 134, grasas 8, fibra 1, carbohidratos 0,5, proteínas 14

barras de queso

¡Este aperitivo cetogénico simplemente se derretirá en tu boca!

Hora de configuración: 1 hora y 10 minutos
Tiempo de preparación: 20 minutos
Porciones: 16

Ingredientes:

- 2 huevos batidos
- Sal y pimienta negra al gusto
- 8 rebanadas de mozzarella, cortadas por la mitad
- 1 taza de parmesano rallado
- 1 cucharada de condimento italiano
- ½ taza de aceite de oliva
- 1 diente de ajo picado

Instrucciones:

1. En un bol, combine el parmesano con sal, pimienta, condimento italiano y ajo y mezcle bien.
2. Pon los huevos batidos en otro bol.
3. Sumerge los palitos de mozzarella en la mezcla de huevo y luego en la mezcla de queso.

4. Vuelve a sumergirlos en la mezcla de huevo y parmesano y métlos en el congelador durante 1 hora.
5. Calienta una sartén con aceite de oliva a fuego medio-alto, agrega los palitos de queso, fríe hasta que estén dorados por un lado, voltea y cocina de la misma manera por el otro lado.
6. Colóquelos en una fuente para servir y sirva.

¡Disfrutar!

Nutrición: calorías 140, grasa 5, fibra 1, carbohidratos 3, proteína 4

Deliciosos palitos de brócoli

¡Debes invitar a todos tus amigos a probar este aperitivo cetogénico!

Tiempo de preparación: 10 minutos
Tiempo de preparación: 20 minutos
Porciones: 20

Ingredientes:

- 1 huevo
- 2 tazas de floretes de brócoli
- 1/3 taza de queso cheddar rallado
- ¼ taza de cebolla amarilla picada
- 1/3 taza de pan rallado panko
- 1/3 taza de pan rallado italiano
- 2 cucharadas de perejil picado
- Un chorrito de aceite de oliva
- Sal y pimienta negra al gusto

Instrucciones:

1. Calienta una cacerola con agua a fuego medio, agrega el brócoli, cocina al vapor durante 1 minuto, escurre, pica y coloca en un bol.

2. Agrega el huevo, el queso cheddar, el panko y el pan rallado italiano, la sal, la pimienta y el perejil y mezcla bien.
3. Con esta masa forma palitos con las manos y colócalos en una bandeja untada con aceite de oliva.
4. Coloque en un horno a 400°F y hornee por 20 minutos.
5. Disponer en una fuente para servir y servir.

¡Disfrutar!

Nutrición: calorías 100, grasa 4, fibra 2, carbohidratos 7, proteínas 7

Delicia de tocino

¡No tengas miedo de probar este refrigerio cetogénico especial y sabroso!

Tiempo de preparación: 15 minutos
Hora de cocinar: 1 hora y 20 minutos
Porciones: 16

Ingredientes:

- ½ cucharadita de canela molida
- 2 cucharadas de eritritol
- 16 rebanadas de tocino
- 1 cucharada de aceite de coco
- 3 onzas de chocolate amargo
- 1 cucharadita de extracto de arce

Instrucciones:

1. En un bol mezclar la canela con el eritritol y mezclar.
2. Coloca las rebanadas de tocino en una bandeja para hornear forrada y espolvorea con canela.
3. Voltee las rebanadas de tocino y espolvoree nuevamente la mezcla de canela.
4. Coloque en un horno a 275°F y hornee por 1 hora.

5. Calienta una sartén con aceite a fuego medio, agrega el chocolate y mezcla hasta que se derrita.
6. Agrega el extracto de arce, revuelve, retira del fuego y deja enfriar un poco.
7. Retira las tiras de tocino del horno, déjalas enfriar, sumerge cada una en la mezcla de chocolate, colócalas sobre papel de horno y déjalas enfriar por completo.
8. Se sirve frío.

¡Disfrutar!

Nutrición: calorías 150, grasas 4, fibra 0,4, carbohidratos 1,1, proteínas 3

Tazas para tacos

¡Estas tazas de tacos son el aperitivo perfecto para la fiesta!

Tiempo de preparación: 10 minutos
Tiempo de cocción: 40 minutos
Porciones: 30

Ingredientes:

- 1 kilo de carne picada
- 2 tazas de queso cheddar rallado
- ¼ de taza de agua
- Sal y pimienta negra al gusto
- 2 cucharadas de comino
- 2 cucharadas de chile en polvo
- Pico de gallo para servir

Instrucciones:

1. Unte una cucharada de queso parmesano en una bandeja para hornear forrada, colóquela en un horno a 350 grados y hornee por 7 minutos.
2. Deje que el queso se enfríe durante 1 minuto, transfiéralo a moldes para cupcakes y déle formas.

3. Mientras tanto, calienta una sartén a fuego medio-alto, agrega la carne, mezcla y cocina hasta que se dore.
4. Agrega agua, sal, pimienta, comino y chile en polvo, revuelve y cocina por otros 5 minutos.
5. Divida en formas de queso, cubra con pico de gallo, transfiera a un plato y sirva.

¡Disfrutar!

Nutrición: calorías 140, grasas 6, fibra 0, carbohidratos 6, proteínas 15

Deliciosos panecillos con huevos de gallina

¡Es exactamente lo que necesitas! ¡Es el mejor aperitivo para una fiesta cetogénica!

Hora de configuración: 2 horas y 10 minutos
Tiempo de preparación: 15 minutos
Porciones: 12

Ingredientes:

- 4 onzas de queso azul
- 2 tazas de pollo hervido y picado
- Sal y pimienta negra al gusto
- 2 cebollas verdes picadas
- 2 tallos de apio, finamente picados
- ½ taza de salsa de tomate
- ½ cucharadita de eritritol
- 12 envoltorios para rollos de huevo.
- Aceite vegetal

Instrucciones:

1. En un bowl mezcla el pollo con el queso azul, sal, pimienta, cebollino, apio, salsa de tomate y edulcorante, mezcla bien y refrigera por 2 horas.

2. Coloca los cartones de huevos sobre una superficie de trabajo, extiende la mezcla de pollo sobre ellos, enrolla y sella los bordes.
3. Calienta una sartén con aceite vegetal a fuego medio-alto, agrega los rollitos, cocina hasta que estén dorados, voltea y cocina del otro lado.
4. Colóquelos en una fuente para servir y sirva.

¡Disfrutar!

Nutrición: calorías 220, grasas 7, fibra 2, carbohidratos 6, protcínas 10

Patatas fritas con queso Halloumi

¡Son tan crujientes y deliciosos!

Tiempo de preparación: 10 minutos
Tiempo de preparación: 5 minutos
Porciones: 4

Ingredientes:

- 1 taza de salsa marinara
- 8 onzas de queso halloumi, seco y en rodajas
- 2 onzas de sebo

Instrucciones:

1. Calienta una sartén con el puré a fuego medio-alto.
2. Agregue los trozos de halloumi, cubra, cocine durante 2 minutos por cada lado y transfiéralo a toallas de papel.
3. Escurre el exceso de grasa, transfiérelo a un bol y sirve con salsa marinara a un lado.

¡Disfrutar!

Nutrición: calorías 200, grasa 16, fibra 1, carbohidratos 1, proteína 13

Papas Jalapeñas

¡Son tan fáciles de hacer en casa!

Tiempo de preparación: 10 minutos
Tiempo de cocción: 25 minutos
Porciones: 20

Ingredientes:

- 3 cucharadas de aceite de oliva
- 5 jalapeños en rodajas
- 8 onzas de parmesano rallado
- ½ cucharadita de cebolla en polvo
- Sal y pimienta negra al gusto
- Salsa tabasco para servir

Instrucciones:

1. En un bol, mezcle las rodajas de jalapeño con sal, pimienta, aceite de oliva y cebolla en polvo, mezcle bien y extienda sobre una bandeja para hornear forrada.
2. Coloque en un horno a 450°F y hornee por 15 minutos.
3. Retira las rodajas de jalapeño del horno y déjalas enfriar.

4. En un bol mezclar las rodajas de pimiento con el queso y presionar bien.
5. Acomoda todas las rebanadas en otra bandeja forrada, coloca en el horno y hornea por otros 10 minutos.
6. Deje que los jalapeños se enfríen, colóquelos en un plato y sirva con salsa Tabasco a un lado.

¡Disfrutar!

Nutrición: calorías 50, grasas 3, fibra 0,1, carbohidratos 0,3, proteínas 2

Deliciosas tazas de pepino

¡Prepárate para probar algo verdaderamente elegante y delicioso!

Tiempo de preparación: 10 minutos
Tiempo de preparación: 0 minutos
Porciones: 24

Ingredientes:

- 2 pepinos, pelados, cortados en rodajas de un centímetro y algunas de las semillas recogidas
- ½ taza de crema
- Sal y pimienta blanca al gusto
- 6 onzas de salmón ahumado, desmenuzado
- 1/3 taza de cilantro picado
- 2 cucharaditas de jugo de limón
- 1 cucharada de cáscara de limón
- Una pizca de pimienta de cayena

Instrucciones:

1. En un bol, combine el salmón con la sal, la pimienta, la pimienta de cayena, la crema agria, el jugo y la ralladura de limón y el cilantro y mezcle bien.

2. Llena cada taza de pepino con esta mezcla de salmón, colócalas en un plato y sírvelas como aperitivo cetogénico.

¡Disfrutar!

Nutrición: calorías 30, grasa 11, fibra 1, carbohidratos 1, proteína 2

ensalada de caviar

¡Es tan elegante! ¡Es tan delicioso y sofisticado!

Tiempo de preparación: 6 minutos
Tiempo de preparación: 0 minutos
Porciones: 16

Ingredientes:

- 8 huevos duros, pelados y triturados con un tenedor
- 4 onzas de caviar negro
- 4 onzas de caviar rojo
- Sal y pimienta negra al gusto
- 1 cebolla amarilla, finamente picada
- ¾ taza de mayonesa
- Unas rebanadas de baguette tostadas para servir

Instrucciones:

1. En un bol mezclar el puré de huevo con la mayonesa, la sal, la pimienta y la cebolla y mezclar bien.
2. Unte la ensalada de huevo sobre las rebanadas de baguette tostadas y cubra cada una con caviar.

¡Disfrutar!

Nutrición: calorías 122, grasa 8, fibra 1, carbohidratos 4, proteínas 7

Brochetas marinadas

¡Este es el aperitivo perfecto para una barbacoa de verano!

Tiempo de preparación: 20 minutos
Tiempo de preparación: 10 minutos
Porciones: 6

Ingredientes:

- 1 pimiento rojo cortado en trozos
- 1 pimiento verde cortado en trozos
- 1 pimiento naranja cortado en trozos
- 2 kilos de solomillo, cortado en cubos medianos
- 4 dientes de ajo, picados
- 1 cebolla morada picada
- Sal y pimienta negra al gusto
- 2 cucharadas de mostaza Dijon
- 2 1/2 cucharadas de salsa inglesa
- ¼ taza de salsa tamari
- ¼ taza de jugo de limón
- ½ taza de aceite de oliva

Instrucciones:

1. En un bol mezcla la salsa inglesa con sal, pimienta, ajo, mostaza, tamari, jugo de limón y aceite de oliva y mezcla muy bien.
2. Añade a esta mezcla los trozos de carne, pimiento y cebolla, mezcla bien y reserva unos minutos.
3. Coloque los pimientos, los cubos de carne y los trozos de cebolla en brochetas de colores alternos, colóquelos en la parrilla precalentada a fuego medio-alto, cocine durante 5 minutos por cada lado, transfiera a un plato para servir y sirva como aperitivo cetogénico de verano.

¡Disfrutar!

Nutrición: calorías 246, grasa 12, fibra 1, carbohidratos 4, proteínas 26

Rollitos de calabacín simples

¡Debes probar este sencillo y muy rico aperitivo lo antes posible!

Tiempo de preparación: 10 minutos
Tiempo de preparación: 5 minutos
Porciones: 24

Ingredientes:

- 2 cucharadas de aceite de oliva
- 3 calabacines en rodajas finas
- 24 hojas de albahaca
- 2 cucharadas de menta picada
- 1 1/3 tazas de requesón
- Sal y pimienta negra al gusto
- ¼ taza de albahaca picada
- Salsa de tomate para servir

Instrucciones:

1. Unte las rodajas de calabacín con aceite de oliva, sazone con sal y pimienta por ambos lados, coloque en la parrilla precalentada a fuego medio, cocine por 2 minutos, dé vuelta y cocine por 2 minutos más.

2. Coloca las rodajas de calabacín en un plato y resérvalas por ahora.
3. En un bol, mezcle la ricota con la albahaca picada, la menta, la sal y la pimienta y mezcle bien.
4. Repartir sobre las rodajas de calabacín, dividir las hojas enteras de albahaca, enrollar y servir como aperitivo con un poco de salsa de tomate a un lado.

¡Disfrutar!

Nutrición: calorías 40, grasas 3, fibra 0,3, carbohidratos 1, proteínas 2

Pasteles verdes simples

¡Son muy divertidos de hacer y tienen un sabor increíble!

Tiempo de preparación: 10 minutos
Tiempo de preparación: 24 horas
Porciones: 6

Ingredientes:

- 2 tazas de linaza molida
- 2 tazas de semillas de lino, remojadas durante la noche y escurridas
- 4 manojos de repollo picado
- 1 manojo de albahaca picada
- ½ manojo de apio picado
- 4 dientes de ajo, picados
- 1/3 taza de aceite de oliva

Instrucciones:

1. En un procesador de alimentos, combine la linaza molida con el apio, la col rizada, la albahaca y el ajo y mezcle bien.
2. Agrega el aceite y las semillas de linaza remojadas y mezcla nuevamente.

3. Extienda en una bandeja para hornear, corte en galletas medianas, póngalas en un deshidratador y séquelas durante 24 horas a 115 grados F, dándoles la vuelta a la mitad.
4. Colóquelos en una fuente para servir y sirva.

¡Disfrutar!

Nutrición: calorías 100, grasa 1, fibra 2, carbohidratos 1, proteína 4

Terrina de pesto y queso

¡Se ve tan increíble y tiene un sabor increíble!

Tiempo de preparación: 30 minutos
Tiempo de preparación: 0 minutos
Porciones: 10

Ingredientes:

- ½ taza de crema
- 10 onzas de queso de cabra rallado
- 3 cucharadas de pesto de albahaca
- Sal y pimienta negra al gusto
- 5 tomates secos picados
- ¼ taza de piñones, tostados y picados
- 1 cucharada de piñones, fritos y picados

Instrucciones:

1. En un bol mezclamos el queso de cabra con la nata, sal y pimienta y batimos con la batidora.
2. Vierte la mitad de esta mezcla en un bol forrado y extiende.
3. Agrega el pesto encima y extiéndelo también.

4. Agrega otra capa de queso, luego agrega los tomates secados al sol y ¼ de taza de piñones.
5. Unte una última capa de queso y decore con 1 cucharada de piñones.
6. Déjalo en el frigorífico un rato, dale la vuelta en un plato y sirve.

¡Disfrutar!

Nutrición: calorías 240, grasas 12, fibra 3, carbohidratos 5, proteínas 12

salsa de aguacate

¡Harás esto una y otra vez! ¡Es tan delicioso!

Tiempo de preparación: 10 minutos
Tiempo de preparación: 0 minutos
Porciones: 4

Ingredientes:

- 1 cebolla morada pequeña picada
- 2 aguacates, sin hueso, pelados y picados
- 3 chiles jalapeños picados
- Sal y pimienta negra al gusto
- 2 cucharadas de comino en polvo
- 2 cucharadas de jugo de limón
- ½ tomate picado

Instrucciones:

1. En un bol mezclar la cebolla con el aguacate, la pimienta, la sal, la pimienta negra, el comino, el jugo de limón y los trozos de tomate y mezclar bien.
2. Transfiera a un tazón y sirva con rebanadas de baguette tostadas como aperitivo cetogénico.

¡Disfrutar!

Nutrición: calorías 120, grasa 2, fibra 2, carbohidratos 0,4, proteínas 4

Chips de huevo sabrosos

¿Quieres sorprender a todos? ¡Así que prueba estas fichas!

Tiempo de preparación: 5 minutos
Tiempo de preparación: 10 minutos
Porciones: 2

Ingredientes:

- ½ cucharada de agua
- 2 cucharadas de parmesano picado
- 4 claras de huevo
- Sal y pimienta negra al gusto

Instrucciones:

1. En un bol mezclar las claras con sal, pimienta y agua y batir bien.
2. Vierta en un molde para muffins, espolvoree con queso, colóquelo en un horno a 400 grados F y hornee por 15 minutos.
3. Transfiera las chispas de clara de huevo a un tazón para servir y sírvalas con una salsa cetogénica a un lado.

¡Disfrutar!

Nutrición: calorías 120, grasa 2, fibra 1, carbohidratos 2, proteínas 7

Chips de limón y pimienta

¡Estas galletas te sorprenderán por su increíble sabor!

Tiempo de preparación: 10 minutos
Tiempo de preparación: 20 minutos
Porciones: 4

Ingredientes:

- 1 taza de harina de almendras
- Sal y pimienta negra al gusto
- 1 1/2 cucharadita de cáscara de limón
- 1 cucharadita de jugo de limón
- 1 huevo

Instrucciones:

1. En un bol, combine la harina de almendras con la ralladura de limón, el jugo de limón y la sal y mezcle.
2. Añade el huevo y vuelve a batir bien.
3. Dividir en 4 partes, formar una bola con cada una y luego extenderla bien con un rodillo.
4. Corte cada uno en 6 triángulos, colóquelos en una bandeja para hornear forrada, colóquelos en un horno a 350°F y hornee por 20 minutos.

¡Disfrutar!

Nutrición: calorías 90, grasa 1, fibra 1, carbohidratos 0,6, proteínas 3

salsa de alcachofas

¡Es tan rico y sabroso!

Tiempo de preparación: 10 minutos
Tiempo de preparación: 15 minutos
Porciones: 16

Ingredientes:

- ¼ taza de crema
- ¼ taza de crema
- ¼ taza de mayonesa
- ¼ de taza de chalotas picadas
- 1 cucharada de aceite de oliva
- 2 dientes de ajo, picados
- 4 onzas de queso crema
- ½ taza de parmesano rallado
- 1 taza de mozzarella rallada
- 4 onzas de queso feta, desmenuzado
- 1 cucharada de vinagre balsámico
- 28 onzas de corazones de alcachofa enlatados, picados
- Sal y pimienta negra al gusto
- 10 onzas de espinacas picadas

Instrucciones:
1. Calienta una sartén con aceite de oliva a fuego medio, agrega el cebollino y el ajo, mezcla y cocina por 3 minutos.
2. Agrega la nata y el queso crema y mezcla.
3. Agrega la nata, el parmesano, la mayonesa, el queso feta y la mozzarella, mezcla y reduce el fuego.
4. Agrega la alcachofa, las espinacas, la sal, la pimienta y el vinagre, mezcla bien, retira del fuego y transfiere a un bol.
5. Sirva como una sabrosa salsa cetogénica.

¡Disfrutar!

Nutrición: calorías 144, grasa 12, fibra 2, carbohidratos 5, proteínas 5

Recetas cetogénicas de pescado y marisco

El pastel de pescado especial

¡Esto es realmente cremoso y rico!

Tiempo de preparación: 10 minutos
Hora de cocinar: 1 hora y 10 minutos
Porciones: 6

Ingredientes:

- 1 cebolla morada picada
- 2 filetes de salmón sin piel, cortados en trozos medianos
- 2 filetes de caballa, pelados y cortados en trozos medianos
- 3 filetes de eglefino, cortados en trozos medianos
- 2 hojas de laurel
- ¼ de taza de ghee + 2 cucharadas de ghee
- 1 cabeza de coliflor, con las flores separadas
- 4 huevos
- 4 dientes
- 1 taza de crema batida
- ½ taza de agua
- Una pizca de nuez moscada molida
- 1 cucharadita de mostaza Dijon
- 1 taza de queso cheddar rallado + ½ taza de queso cheddar rallado

- Un poco de perejil picado
- Sal y pimienta negra al gusto
- 4 cucharadas de cebollino picado

Instrucciones:

1. Poner un poco de agua en una cacerola, agregar sal, llevar a ebullición a fuego medio, agregar los huevos, hervir por 10 minutos, retirar del fuego, escurrir, dejar enfriar, pelar y cortar en cuartos.
2. Ponga el agua en otra cacerola, llévela a ebullición, agregue los floretes de coliflor, cocine por 10 minutos, escurra, transfiera a una licuadora, agregue ¼ de taza de ghee, mezcle bien y transfiera a un bol.
3. Coloca en una cacerola la crema y ½ taza de agua, agrega el pescado, mezcla bien y calienta a fuego medio.
4. Agrega la cebolla, los clavos y la hoja de laurel, lleva a ebullición, reduce el fuego y cocina a fuego lento durante 10 minutos.
5. Retirar del fuego, transferir el pescado a una bandeja para horno y reservar.
6. Calentar nuevamente la sartén con la salsa de pescado, agregar la nuez moscada, mezclar y cocinar por 5 minutos.
7. Retire del fuego, deseche los clavos y las hojas de laurel, agregue 1 taza de queso cheddar y 2 cucharadas de ghee y mezcle bien.
8. Coloca los cuartos de huevo encima del pescado en la sartén.

9. Agrega la salsa de queso crema, cubre con puré de coliflor, espolvorea el resto del queso cheddar, la cebolla verde y el perejil y hornea a 400 grados durante 30 minutos.
10. Deja que el bizcocho se enfríe un poco antes de cortarlo y servirlo.

¡Disfrutar!

Nutrición: calorías 300, grasas 45, fibra 3, carbohidratos 5, proteínas 26

Sabroso pescado al horno

¡Es un plato cetogénico fácil para disfrutar en la cena esta noche!

Tiempo de preparación: 10 minutos
Tiempo de preparación: 30 minutos
Porciones: 4

Ingredientes:

- 1 kilogramo de eglefino
- 3 cucharaditas de agua
- 2 cucharadas de jugo de limón
- Sal y pimienta negra al gusto
- 2 cucharadas de mayonesa
- 1 cucharadita de eneldo
- Spray para cocinar
- Una pizca de especias de laurel viejo

Instrucciones:

1. Rocíe una bandeja para hornear con aceite de cocina.
2. Agrega el jugo de limón, el agua y el pescado y mezcla suavemente.
3. Agregue sal, pimienta, condimento de laurel y eneldo y mezcle nuevamente.

4. Agrega la mayonesa y unta bien.
5. Colóquelo en el horno a 350 grados F y hornee por 30 minutos.
6. Dividir en platos y servir.

¡Disfrutar!

Nutrición: calorías 104, grasas 12, fibra 1, carbohidratos 0,5, proteínas 20

tilapia increíble

¡Este excelente platillo es perfecto para una noche especial!

Tiempo de preparación: 10 minutos
Tiempo de preparación: 10 minutos
Porciones: 4

Ingredientes:

- 4 filetes de tilapia deshuesados
- Sal y pimienta negra al gusto
- ½ taza de parmesano rallado
- 4 cucharadas de mayonesa
- ¼ cucharadita de albahaca seca
- ¼ cucharadita de ajo en polvo
- 2 cucharadas de jugo de limón
- ¼ de taza de ghee
- Spray para cocinar
- Una pizca de cebolla en polvo

Instrucciones:

1. Cubra una bandeja para hornear con aceite en aerosol, coloque la tilapia encima, sazone con sal y pimienta,

coloquela en la parrilla precalentada y cocine por 3 minutos.

2. Voltee el pescado y cocine a la parrilla por otros 3 minutos.
3. En un bol, combine el queso parmesano con la mayonesa, la albahaca, el ajo, el jugo de limón, la cebolla en polvo y el ghee y mezcle bien.
4. Agregue el pescado a esta mezcla, revuelva bien para cubrirlo, colóquelo en la bandeja para hornear y cocine a la parrilla durante 3 minutos más.
5. Transfiera a platos y sirva.

¡Disfrutar!

Nutrición: calorías 175, grasa 10, fibra 0, carbohidratos 2, proteínas 17

Trucha increíble y salsa especial.

¡Prueba esta maravillosa combinación! ¡Este plato cetogénico es increíble!

Tiempo de preparación: 10 minutos
Tiempo de preparación: 10 minutos
Porciones: 1

Ingredientes:

- 1 filete de trucha grande
- Sal y pimienta negra al gusto
- 1 cucharada de aceite de oliva
- 1 cucharada de mantequilla clarificada
- Ralladura y jugo de 1 naranja
- Un puñado de perejil picado
- ½ taza de nueces picadas

Instrucciones:

1. Calienta una sartén con aceite de oliva a fuego medio-alto, agrega el filete de pescado, sazona con sal y pimienta, cocina por 4 minutos por cada lado, transfiere a un plato y mantén caliente por ahora.

2. Calienta la misma sartén con ghee a fuego medio, agrega las nueces, revuelve y fríe por 1 minuto.
3. Agrega el jugo y la piel de naranja, un poco de sal y pimienta y el perejil picado, mezcla, hierve 1 minuto y vierte sobre el filete de pescado.
4. Servir inmediatamente.

¡Disfrutar!

Nutrición: calorías 200, grasa 10, fibra 2, carbohidratos 1, proteína 14

Maravillosa salsa de trucha y mantequilla clarificada

¡El pescado va muy bien con la salsa! ¡Debes probarlo hoy!

Tiempo de preparación: 10 minutos
Tiempo de preparación: 10 minutos
Porciones: 4

Ingredientes:

- 4 filetes de trucha
- Sal y pimienta negra al gusto
- 3 cucharaditas de piel de limón rallada
- 3 cucharadas de cebollino picado
- 6 cucharadas de mantequilla clarificada
- 2 cucharadas de aceite de oliva
- 2 cucharaditas de jugo de limón

Instrucciones:

1. Sazona la trucha con sal y pimienta, espolvorea con aceite de oliva y masajea un poco.

2. Calienta el comal a fuego medio-alto, agrega los filetes de pescado, cocina por 4 minutos, voltea y cocina por 4 minutos más.
3. Mientras tanto, calienta una sartén con mantequilla clarificada a fuego medio, agrega sal, pimienta, cebollino, jugo y ralladura de limón y mezcla bien.
4. Divida los filetes de pescado en platos, sazone con salsa ghee y sirva.

¡Disfrutar!

Nutrición: calorías 320, grasa 12, fibra 1, carbohidratos 2, proteínas 24

salmón al horno

¡Siéntete libre de servirlo en una ocasión especial!

Tiempo de preparación: 10 minutos
Tiempo de cocción: 12 minutos
Porciones: 4

Ingredientes:

- 2 cucharadas de mantequilla clarificada, blanda
- 1 kilo y ¼ de filetes de salmón
- 2 onzas de kimchi, finamente picado
- Sal y pimienta negra al gusto

Instrucciones:

1. En un procesador de alimentos, combine el ghee con el kimchi y mezcle bien.
2. Sazone el salmón con sal, pimienta y la mezcla de kimchi y colóquelo en una bandeja para hornear.
3. Colocar en el horno a 425 grados y hornear por 15 minutos.
4. Dividir en platos y servir con ensalada.

¡Disfrutar!

Nutrición: calorías 200, grasas 12, fibra 0, carbohidratos 3, proteínas 21

Deliciosas albóndigas de salmón

¡Combina estas ricas hamburguesas de salmón con salsa Dijon y disfruta!

Tiempo de preparación: 10 minutos
Tiempo de preparación: 30 minutos
Porciones: 4

Ingredientes:

- 2 cucharadas de mantequilla clarificada
- 2 dientes de ajo, picados
- 1/3 taza de cebolla picada
- 1 kg de salmón salvaje, deshuesado y picado
- ¼ de taza de cebollino picado
- 1 huevo
- 2 cucharadas de mostaza Dijon
- 1 cucharada de harina de coco
- Sal y pimienta negra al gusto

Para la salsa:

- 4 dientes de ajo, picados
- 2 cucharadas de mantequilla clarificada
- 2 cucharadas de mostaza Dijon

- Jugo y ralladura de 1 limón
- 2 tazas de crema de coco
- 2 cucharadas de cebollino picado

Instrucciones:

1. Calienta una sartén con 2 cucharadas de ghee a fuego medio, agrega la cebolla y 2 dientes de ajo, revuelve, cocina por 3 minutos y transfiere a un bol.
2. En otro bol mezcla la cebolla y el ajo con el salmón, el cebollino, la harina de coco, la sal, la pimienta, 2 cucharadas de mostaza y el huevo y mezcla bien.
3. Forme hamburguesas con la mezcla de salmón, colóquelas en una bandeja para hornear, colóquelas en un horno a 350 °F y hornee por 25 minutos.
4. Mientras tanto, calienta una sartén con 2 cucharadas de ghee a fuego medio, agrega 4 dientes de ajo, mezcla y cocina por 1 minuto.
5. Agrega la crema de coco, 2 cucharadas de mostaza Dijon, el jugo y la ralladura de limón y el cebollino, revuelve y cocina por 3 minutos.
6. Retirar las hamburguesas de salmón del horno, verter sobre la salsa Dijon, sazonar, cocinar por 1 minuto y retirar del fuego.
7. Dividir en tazones y servir.

¡Disfrutar!

Nutrición: calorías 171, grasa 5, fibra 1, carbohidratos 6, proteínas 23

Salmón con salsa de alcaparras

¡Este plato es maravilloso y muy sencillo de hacer!

Tiempo de preparación: 10 minutos
Tiempo de preparación: 20 minutos
Porciones: 3

Ingredientes:

- 3 filetes de salmón
- Sal y pimienta negra al gusto
- 1 cucharada de aceite de oliva
- 1 cucharada de condimento italiano
- 2 cucharadas de alcaparras
- 3 cucharadas de jugo de limón
- 4 dientes de ajo, picados
- 2 cucharadas de mantequilla clarificada

Instrucciones:

1. Calienta una sartén con aceite de oliva a fuego medio, agrega los filetes de pescado con la piel hacia arriba, sazona con sal, pimienta y condimento italiano, cocina por 2 minutos, voltea y cocina por 2 minutos más, retira

del fuego, tapa la sartén y cuaja. aparte. . durante 15 minutos.
2. Transfiera el pescado a un plato y reserve.
3. Calienta la misma sartén a fuego medio, agrega las alcaparras, el jugo de limón y el ajo, revuelve y cocina por 2 minutos.
4. Retira la sartén del fuego, agrega la mantequilla clarificada y mezcla bien.
5. Vuelve a poner el pescado en la sartén y sazona con la salsa.
6. Dividir en platos y servir.

¡Disfrutar!

Nutrición: calorías 245, grasa 12, fibra 1, carbohidratos 3, proteínas 23

Ostras simples a la parrilla

¡Son tan jugosos y deliciosos!

Tiempo de preparación: 10 minutos
Tiempo de preparación: 10 minutos
Porciones: 3

Ingredientes:

- 6 ostras grandes, sin cáscara
- 3 dientes de ajo, picados
- 1 limón cortado en rodajas
- 1 cucharada de perejil
- Una pizca de pimentón dulce
- 2 cucharadas de ghee derretido

Instrucciones:

1. Unte cada ostra con ghee derretido, perejil, pimentón y ghee.
2. Coloca en la parrilla precalentada a fuego medio-alto y cocina por 8 minutos.
3. Sirva con rodajas de limón a un lado.

¡Disfrutar!

Nutrición:calorías 60, grasa 1, fibra 0, carbohidratos 0,6, proteína 1

fletán frito

Este es un pescado delicioso y si eliges hacerlo de esta manera, ¡te encantará!

Tiempo de preparación: 10 minutos
Tiempo de preparación: 10 minutos
Porciones: 4

Ingredientes:

- ½ taza de parmesano rallado
- ¼ de taza de ghee
- ¼ taza de mayonesa
- 2 cucharadas de cebolla verde picada
- 6 dientes de ajo, picados
- Un chorrito de salsa tabasco
- 4 filetes de fletán
- Sal y pimienta negra al gusto
- Jugo de ½ limón

Instrucciones:

1. Sazone el fletán con sal, pimienta y un poco de jugo de limón, colóquelo en una bandeja para horno y hornee a 450 grados durante 6 minutos.

2. Mientras tanto, calienta una sartén con ghee a fuego medio, agrega el parmesano, la mayonesa, el cebollino, la salsa Tabasco, el ajo y el jugo de limón restante y mezcla bien.
3. Retirar el pescado del horno, espolvorear con salsa de parmesano, colocar en el horno sobre el grill y cocinar el pescado durante 3 minutos.
4. Dividir en platos y servir.

¡Disfrutar!

Nutrición: calorías 240, grasa 12, fibra 1, carbohidratos 5, proteínas 23

salmón con costra

¡La corteza es maravillosa!

Tiempo de preparación: 10 minutos
Tiempo de preparación: 15 minutos
Porciones: 4

Ingredientes:

- 3 dientes de ajo, picados
- 2 kilogramos de filetes de salmón
- Sal y pimienta negra al gusto
- ½ taza de parmesano rallado
- ¼ taza de perejil picado

Instrucciones:

1. Coloca el salmón en una bandeja forrada, sazona con sal y pimienta, cubre con papel de horno, mete al horno a 425 grados y hornea por 10 minutos.
2. Saca el pescado del horno, espolvorea con parmesano, perejil y ajo, regresa al horno y cocina por 5 minutos más.
3. Dividir en platos y servir.

¡Disfrutar!

Nutrición: calorías 240, grasas 12, fibra 1, carbohidratos 0,6, proteínas 25

Salmón con crema agria

¡Es un plato cetogénico perfecto para una comida de fin de semana!

Tiempo de preparación: 10 minutos
Tiempo de preparación: 15 minutos
Porciones: 4

Ingredientes:

- 4 filetes de salmón
- Un chorrito de aceite de oliva
- Sal y pimienta negra al gusto
- 1/3 taza de parmesano rallado
- 1 cucharadita y media de mostaza
- ½ taza de crema

Instrucciones:

1. Coloca el salmón en una bandeja forrada, sazona con sal y pimienta y espolvorea con aceite de oliva.
2. En un bol mezcla la nata con el queso parmesano, la mostaza, la sal y la pimienta y mezcla bien.
3. Vierta esta mezcla de crema sobre el salmón, colóquelo en el horno a 350 grados F y hornee por 15 minutos.
4. Dividir en platos y servir.

¡Disfrutar!

Nutrición: calorías 200, grasas 6, fibra 1, carbohidratos 4, proteínas 20

Salmón a la parrilla

¡Este salmón a la parrilla debe servirse con salsa de aguacate!

Tiempo de preparación: 30 minutos
Tiempo de preparación: 10 minutos
Porciones: 4

Ingredientes:

- 4 filetes de salmón
- 1 cucharada de aceite de oliva
- Sal y pimienta negra al gusto
- 1 cucharadita de comino molido
- 1 cucharadita de pimentón dulce
- ½ cucharadita de chile ancho en polvo
- 1 cucharadita de cebolla en polvo

Para la salsa:

- 1 cebolla morada pequeña picada
- 1 aguacate, sin hueso, pelado y picado
- 2 cucharadas de cilantro picado
- Jugo de 2 limones
- Sal y pimienta negra al gusto

Instrucciones:

1. En un bol, mezcle sal, pimienta, chile en polvo, cebolla en polvo, pimentón y comino.
2. Frote el salmón con esta mezcla, espolvoree con aceite de oliva y frote nuevamente y cocine en la parrilla precalentada durante 4 minutos por cada lado.
3. Mientras tanto, en un bol, combine el aguacate con la cebolla morada, la sal, la pimienta, el cilantro y el jugo de lima y revuelva.
4. Divida el salmón en platos y cubra cada filete con salsa de aguacate.

¡Disfrutar!

Nutrición: calorías 300, grasa 14, fibra 4, carbohidratos 5, proteína 20

Sabrosas tartas con atún

¡Solo tienes que preparar estas galletas cetogénicas para tu familia esta noche!

Tiempo de preparación: 10 minutos
Tiempo de preparación: 10 minutos
Porciones: 12

Ingredientes:

- 15 onzas de atún enlatado, bien escurrido y desmenuzado
- 3 huevos
- ½ cucharadita de eneldo seco
- 1 cucharadita de perejil seco
- ½ taza de cebolla morada picada
- 1 cucharadita de ajo en polvo
- Sal y pimienta negra al gusto
- Aceite para freír

Instrucciones:

1. En un bol, combine el atún con sal, pimienta, eneldo, perejil, cebolla, ajo en polvo y huevos y mezcle bien.
2. Dale forma a tus galletas y colócalas en un plato.

3. Calienta una sartén con un chorrito de aceite de oliva a fuego medio-alto, agrega las tortas de atún, cocina por 5 minutos por cada lado.
4. Dividir en platos y servir.

¡Disfrutar!

Nutrición: calorías 140, grasa 2, fibra 1, carbohidratos 0,6, proteína 6

código muy sabroso

¡Hoy te recomendamos probar un plato de bacalao keto!

Tiempo de preparación: 10 minutos
Tiempo de preparación: 20 minutos
Porciones: 4

Ingredientes:

- 1 kg de bacalao cortado en trozos medianos
- Sal y pimienta negra al gusto
- 2 cebollas verdes picadas
- 3 dientes de ajo, picados
- 3 cucharadas de salsa de soja
- 1 taza de caldo de pescado
- 1 cucharada de vinagre balsámico
- 1 cucharada de jengibre rallado
- ½ cucharadita de pimienta picada

Instrucciones:

1. Calienta una sartén a fuego medio-alto, agrega los trozos de pescado y dora unos minutos por cada lado.
2. Agregue el ajo, el té verde, la sal, la pimienta, la salsa de soja, el caldo de pescado, el vinagre, el pimiento picante

y el jengibre, revuelva, cubra, reduzca el fuego y cocine a fuego lento durante 20 minutos.
3. Dividir en platos y servir.

¡Disfrutar!

Nutrición: calorías 154, grasas 3, fibra 0,5, carbohidratos 4, proteínas 24

Sabrosa lubina con alcaparras

¡Es un plato muy rico y fácil de preparar en casa cuando sigues la dieta cetogénica!

Tiempo de preparación: 10 minutos
Tiempo de preparación: 15 minutos
Porciones: 4

Ingredientes:

- 1 limón en rodajas
- 1 kg de filetes de lubina
- 2 cucharadas de alcaparras
- 2 cucharadas de eneldo
- Sal y pimienta negra al gusto

Instrucciones:

1. Coloque el filete de perca en una bandeja para horno, sazone con sal y pimienta, agregue las alcaparras, el eneldo y las rodajas de limón.
2. Coloque en el horno a 350 grados F y hornee por 15 minutos.
3. Dividir en platos y servir.

¡Disfrutar!

Nutrición: calorías 150, grasas 3, fibra 2, carbohidratos 0,7, proteínas 5

Código de cohete

¡Es una excelente comida cetogénica que estará lista para servir en poco tiempo!

Tiempo de preparación: 10 minutos
Tiempo de preparación: 20 minutos
Porciones: 2

Ingredientes:

- 2 pestañas de código
- 1 cucharada de aceite de oliva
- Sal y pimienta negra al gusto
- jugo de 1 limon
- 3 tazas de rúcula
- ½ taza de aceitunas negras, deshuesadas y en rodajas
- 2 cucharadas de alcaparras
- 1 diente de ajo picado

Instrucciones:

1. Coloca los filetes de pescado en una bandeja de horno, sazona con sal, pimienta, un chorrito de aceite de oliva y jugo de limón, mezcla bien, mete al horno a 450 grados y hornea por 20 minutos.

2. En un procesador de alimentos combina la rúcula con sal, pimienta, alcaparras, aceitunas y ajo y licúa un poco.
3. Disponer el pescado en platos, decorar con tapenade de rúcula y servir.

¡Disfrutar!

Nutrición: calorías 240, grasas 5, fibra 3, carbohidratos 3, proteínas 10

Fletán y verduras asadas

¡Te encantará esta gran idea cetogénica!

Tiempo de preparación: 10 minutos
Tiempo de cocción: 35 minutos
Porciones: 2

Ingredientes:

- 1 pimiento rojo picado en trozos grandes
- 1 pimiento amarillo picado en trozos grandes
- 1 cucharadita de vinagre balsámico
- 1 cucharada de aceite de oliva
- 2 filetes de fletán
- 2 tazas de espinacas tiernas
- Sal y pimienta negra al gusto
- 1 cucharadita de comino

Instrucciones:

1. En un bol mezclar los pimientos con sal, pimienta, la mitad del aceite y el vinagre, mezclar bien y transferir a una bandeja para horno.
2. Coloque en un horno a 400°F y hornee por 20 minutos.

3. Calienta una sartén con el resto del aceite de oliva a fuego medio, agrega el pescado, sazona con sal, pimienta y comino y dora por todos lados.
4. Retira la bandeja del horno, añade las espinacas, revuelve suavemente y divide la mezcla entre los platos.
5. Agrega el pescado por separado, espolvorea con sal y pimienta y sirve.

¡Disfrutar!

Nutrición: calorías 230, grasa 12, fibra 1, carbohidratos 4, proteínas 9

Sabroso curry de pescado

¿Has probado alguna vez un curry cetogénico? ¡Entonces deberías seguir prestando atención!

Tiempo de preparación: 10 minutos
Tiempo de cocción: 25 minutos
Porciones: 4

Ingredientes:

- 4 filetes de pescado blanco
- ½ cucharadita de semillas de mostaza
- Sal y pimienta negra al gusto
- 2 pimientos verdes picados
- 1 cucharadita de jengibre rallado
- 1 cucharadita de curry en polvo
- ¼ cucharadita de comino molido
- 4 cucharadas de aceite de coco
- 1 cebolla morada pequeña picada
- 1 pulgada de raíz de cúrcuma rallada
- ¼ de taza de cilantro
- 1 ½ tazas de crema de coco
- 3 dientes de ajo, picados

Instrucciones:

1. Calienta una sartén con la mitad del aceite de coco a fuego medio, agrega las semillas de mostaza y cocina por 2 minutos.
2. Agrega el jengibre, la cebolla y el ajo, revuelve y cocina por 5 minutos.
3. Agrega el azafrán, el curry, la pimienta y el comino, revuelve y cocina por 5 minutos más.
4. Agrega la leche de coco, sal y pimienta, revuelve, lleva a ebullición y cocina por 15 minutos.
5. Calienta otra sartén con el aceite restante a fuego medio, agrega el pescado, revuelve y cocina por 3 minutos.
6. Agregue a la salsa de curry, revuelva y cocine por otros 5 minutos.
7. Agrega el cilantro, revuelve, divide en tazones y sirve.

¡Disfrutar!

Nutrición: calorías 500, grasas 34, fibra 7, carbohidratos 6, proteínas 44

Deliciosos camarones

¡Es una idea para cenar fácil y sabrosa!

Tiempo de preparación: 10 minutos
Tiempo de preparación: 10 minutos
Porciones: 4

Ingredientes:

- 2 cucharadas de aceite de oliva
- 1 cucharada de mantequilla clarificada
- 1 kg de langostinos pelados y desvenados
- 2 cucharadas de jugo de limón
- 2 cucharadas de ajo picado
- 1 cucharada de cáscara de limón
- Sal y pimienta negra al gusto

Instrucciones:

1. Calienta una sartén con aceite de oliva y ghee a fuego medio-alto, agrega los camarones y cocina por 2 minutos.
2. Agrega el ajo, revuelve y cocina por otros 4 minutos.
3. Agrega el jugo de limón, la cáscara de limón, sal y pimienta, mezcla, retira del fuego y sirve.

¡Disfrutar!

Nutrición: calorías 149, grasa 1, fibra 3, carbohidratos 1, proteína 6

barramundi frito

¡Este es un plato excepcional!

Tiempo de preparación: 10 minutos
Tiempo de cocción: 12 minutos
Porciones: 4

Ingredientes:

- 2 filetes de barramundi
- 2 cucharaditas de aceite de oliva
- 2 cucharaditas de condimento italiano
- ¼ de taza de aceitunas verdes, deshuesadas y picadas
- ¼ de taza de tomates cherry picados
- ¼ de taza de aceitunas negras picadas
- 1 cucharada de cáscara de limón
- 2 cucharadas de cáscara de limón
- Sal y pimienta negra al gusto
- 2 cucharadas de perejil picado
- 1 cucharada de aceite de oliva

Instrucciones:

1. Frote el pescado con sal, pimienta, condimento italiano y 2 cucharaditas de aceite de oliva, transfiéralo a una bandeja para hornear y reserve por el momento.
2. Mientras tanto, en un bol mezclar los tomates con todas las aceitunas, sal, pimienta, ralladura y jugo de limón, perejil y 1 cucharada de aceite de oliva y sofreír bien.
3. Coloque el pescado en un horno a 400°F y hornee por 12 minutos.
4. Divida el pescado en platos, decore con salsa de tomate y sirva.

¡Disfrutar!

Nutrición: calorías 150, grasa 4, fibra 2, carbohidratos 1, proteína 10

Camarones con coco

¡Debes probar este plato sencillo, colorido y muy rico!

Tiempo de preparación: 10 minutos
Tiempo de cocción: 13 minutos
Porciones: 4

Ingredientes:

- 1 kg de langostinos pelados y desvenados
- Sal y pimienta negra al gusto
- 4 tomates cherry picados
- 2 tazas de guisantes, cortados a lo largo
- 1 pimiento rojo en rodajas
- 1 cucharada de aceite de oliva
- ½ taza de cilantro picado
- 1 cucharada de ajo picado
- ½ taza de cebolla verde picada
- ½ cucharadita de hojuelas de pimiento rojo
- 10 onzas de leche de coco
- 2 cucharadas de jugo de limón

Instrucciones:

1. Calienta una sartén con aceite de oliva a fuego medio-alto, agrega los guisantes y sofríe por 2 minutos.
2. Agregue pimienta y cocine por otros 3 minutos.
3. Agrega el cilantro, el ajo, la cebolla y las hojuelas de pimiento, revuelve y cocina por 1 minuto.
4. Agrega los tomates y la leche de coco, revuelve y cocina por 5 minutos.
5. Agrega los camarones y el jugo de limón, revuelve y cocina por 3 minutos.
6. Sazone con sal y pimienta, mezcle y sirva caliente.

¡Disfrutar!

Nutrición: calorías 150, grasa 3, fibra 3, carbohidratos 1, proteína 7

Ensalada de pasta y camarones

¡Este plato estilo tailandés es tan sabroso!

Tiempo de preparación: 10 minutos
Tiempo de preparación: 0 minutos
Porciones: 4

Ingredientes:

- 1 pepino cortado con espiralizador
- ½ taza de albahaca picada
- ½ kg de langostinos ya cocidos, limpios y pelados
- Sal y pimienta negra al gusto
- 1 cucharada de stevia
- 2 cucharaditas de salsa de pescado
- 2 cucharadas de jugo de limón
- 2 cucharaditas de salsa de ajo picante

Instrucciones:

1. Coloca los fideos de pepino sobre una toalla de papel, cúbrelos con otra y presiona bien.
2. Poner en un bol y mezclar con albahaca, camarones, sal y pimienta.

3. En otro tazón, combine la stevia con la salsa de pescado, el jugo de limón y la salsa picante y mezcle bien.
4. Agrega a la ensalada de camarones, mezcla bien y sirve. ¡Disfrutar!

Nutrición: calorías 130, grasa 2, fibra 3, carbohidratos 1, proteína 6

Mahi Mahi y Salsa Frita

¡Hoy puedes probar un increíble plato keto mediterráneo!

Tiempo de preparación: 10 minutos
Tiempo de cocción: 16 minutos
Porciones: 2

Ingredientes:

- 2 filetes de dorado
- ½ taza de cebolla amarilla picada
- 4 cucharaditas de aceite de oliva
- 1 cucharadita de condimento griego
- 1 cucharadita de ajo picado
- 1 pimiento verde picado
- ½ taza de salsa de tomate enlatada
- 2 cucharadas de aceitunas kalamata deshuesadas y picadas
- ¼ taza de caldo de pollo
- Sal y pimienta negra al gusto
- 2 cucharadas de queso feta rallado

Instrucciones:

1. Calienta una sartén con 2 cucharaditas de aceite a fuego medio, agrega el pimiento y la cebolla, mezcla y cocina por 3 minutos.
2. Agregue el condimento griego y el ajo, revuelva y cocine por 1 minuto más.
3. Agregue el caldo, las aceitunas y la salsa, revuelva nuevamente y cocine hasta que espese, 5 minutos.
4. Transfiera a un tazón y reserve por ahora.
5. Vuelve a calentar la sartén con el aceite restante a fuego medio, agrega el pescado, sazona con sal y pimienta y cocina por 2 minutos.
6. Voltee, cocine por 2 minutos más y transfiera a una bandeja para hornear.
7. Vierta la salsa sobre el pescado, colóquelo en el horno y hornee a 425 grados durante 6 minutos.
8. Espolvorea con queso feta y sirve caliente.

¡Disfrutar!

Nutrición: calorías 200, grasas 5, fibra 2, carbohidratos 2, proteínas 7

camarón picante

¡Deberías considerar preparar esto para la cena esta noche!

Tiempo de preparación: 10 minutos
Tiempo de preparación: 8 minutos
Porciones: 2

Ingredientes:

- ½ kg de langostinos grandes, pelados y desvenados
- 2 cucharaditas de salsa inglesa
- 2 cucharaditas de aceite de oliva
- jugo de 1 limon
- Sal y pimienta negra al gusto
- 1 cucharadita de especias criollas

Instrucciones:

1. Coloca las gambas en una sola capa sobre una bandeja para horno, sazona con sal y pimienta y un chorrito de aceite de oliva.
2. Agrega la salsa inglesa, el jugo de limón y espolvorea con el condimento criollo.
3. Saltear un poco los camarones, meterlos al horno, ponerlos en el grill y cocinar por 8 minutos.
4. Dividir en 2 platos y servir.

¡Disfrutar!

Nutrición: calorías 120, grasa 3, fibra 1, carbohidratos 2, proteína 6

Increíble Crema de Brócoli y Coliflor

¡Esto tiene tanta textura y es tan delicioso!

Tiempo de preparación: 10 minutos
Tiempo de preparación: 15 minutos
Porciones: 5

Ingredientes:

- 1 cabeza de coliflor, con las flores separadas
- 1 cabeza de brócoli, con los floretes separados
- Sal y pimienta negra al gusto
- 2 dientes de ajo, picados
- 2 rebanadas de tocino, picado
- 2 cucharadas de mantequilla clarificada

Instrucciones:

1. Calienta una sartén con ghee a fuego medio-alto, agrega el ajo y el tocino, revuelve y cocina por 3 minutos.
2. Agrega los floretes de coliflor y brócoli, revuelve y cocina por 2 minutos más.
3. Agrega agua hasta cubrirlos, tapa la sartén y cocina por 10 minutos.
4. Agrega sal y pimienta, vuelve a mezclar y licúa la sopa con una batidora de mano.

5. Cocine unos minutos más a fuego medio, póngalo en tazones y sirva.

¡Disfrutar!

Nutrición: calorías 230, grasa 3, fibra 3, carbohidratos 6, proteína 10

Estofado de brócoli

¡Este guiso vegetariano es simplemente delicioso!

Tiempo de preparación: 10 minutos
Tiempo de cocción: 40 minutos
Porciones: 4

Ingredientes:

- 1 cabeza de brócoli, con los floretes separados
- 2 cucharaditas de semillas de cilantro
- Un chorrito de aceite de oliva
- 1 cebolla amarilla picada
- Sal y pimienta negra al gusto
- Una pizca de pimiento picante triturado
- 1 trozo de jengibre picado
- 1 diente de ajo picado
- 28 onzas de tomates enlatados, hechos puré

Instrucciones:

1. Se pone agua en una cacerola, se agrega sal, se lleva a ebullición a fuego medio-alto, se agrega el brócoli, se cuece al vapor por 2 minutos, se transfiere a un

recipiente lleno de agua con hielo, se escurre y se deja a un lado.
2. Calienta una sartén a fuego medio-alto, agrega las semillas de cilantro, fríe por 4 minutos, transfiere a un procesador de alimentos, tritura y reserva.
3. Calienta una sartén con aceite de oliva a fuego medio, agrega la cebolla, la sal, la pimienta y el chile, revuelve y cocina por 7 minutos.
4. Agrega el jengibre, el ajo y las semillas de cilantro, revuelve y cocina por 3 minutos.
5. Agrega los tomates, lleva a ebullición y cocina por 10 minutos.
6. Agrega el brócoli, revuelve y cocina el guiso por 12 minutos.
7. Dividir en tazones y servir.

¡Disfrutar!

Nutrición: calorías 150, grasa 4, fibra 2, carbohidratos 5, proteínas 12

Increíble sopa de berros

Una sopa cetogénica al estilo chino suena increíble, ¿verdad?

Tiempo de preparación: 10 minutos
Tiempo de preparación: 10 minutos
Porciones: 4

Ingredientes:

- 6 tazas de sopa de pollo
- ¼ taza de jerez
- 2 cucharaditas de aminoácidos de coco
- 6 ½ tazas de berros
- Sal y pimienta negra al gusto
- 2 cucharaditas de semillas de sésamo
- 3 chalotas picadas
- 3 claras de huevo batidas

Instrucciones:

1. Coloque el caldo en una cacerola, agregue la sal, la pimienta, el jerez y los aminoácidos de coco, revuelva y deje hervir a fuego medio-alto.

2. Agregue las chalotas, los berros y las claras de huevo, mezcle, deje hervir, divida en tazones y sirva espolvoreado con semillas de sésamo.

¡Disfrutar!

Nutrición: calorías 50, grasa 1, fibra 0, carbohidratos 1, proteína 5

Deliciosa sopa de bok choy

¡Incluso puedes comerlo para cenar!

Tiempo de preparación: 10 minutos
Tiempo de preparación: 15 minutos
Porciones: 4

Ingredientes:

- 3 tazas de caldo de carne
- 1 cebolla amarilla picada
- 1 manojo de bok choy picado
- 1 ½ tazas de champiñones picados
- Sal y pimienta negra al gusto
- ½ cucharada de hojuelas de pimiento rojo
- 3 cucharadas de aminoácidos de coco
- 3 cucharadas de parmesano rallado
- 2 cucharadas de salsa inglesa
- 2 tiras de tocino picado

Instrucciones:

1. Calienta una sartén a fuego medio-alto, agrega el tocino, mezcla, cocina hasta que esté crujiente, transfiérelo a toallas de papel y escurre la grasa.

2. Vuelva a calentar la sartén a fuego medio, agregue los champiñones y la cebolla, revuelva y cocine por 5 minutos.
3. Agregue el caldo, el bok choy, los aminoácidos de coco, la sal, la pimienta, las hojuelas de chile y la salsa inglesa, revuelva, cubra y cocine hasta que el bok choy esté tierno.
4. Sirva la sopa en tazones, espolvoree con parmesano y tocino y sirva.

¡Disfrutar!

Nutrición: calorías 100, grasa 3, fibra 1, carbohidratos 2, proteína 6

Bok Choy Salteado

¡Es simple, fácil y muy delicioso!

Tiempo de preparación: 10 minutos
Tiempo de preparación: 7 minutos
Porciones: 2

Ingredientes:

- 2 dientes de ajo, picados
- 2 tazas de bok choy picado
- 2 rebanadas de tocino, picado
- Sal y pimienta negra al gusto
- Un chorrito de aceite de aguacate

Instrucciones:

1. Calentar una sartén con aceite a fuego medio, agregar el tocino, mezclar y freír hasta que quede crujiente, transferir a una toalla de papel y escurrir la grasa.
2. Pon la sartén a fuego medio, agrega el ajo y el bok choy, revuelve y cocina por 4 minutos.
3. Sazone con sal y pimienta y dé la vuelta al tocino, revuelva, cocine por 1 minuto más, divida en platos y sirva.

¡Disfrutar!

Nutrición:calorías 50, grasa 1, fibra 1, carbohidratos 2, proteína 2

crema de apio

¡Esto te impresionará!

Tiempo de preparación: 10 minutos
Tiempo de cocción: 40 minutos
Porciones: 4

Ingredientes:

- 1 manojo de apio picado
- Sal y pimienta negra al gusto
- 3 hojas de laurel
- ½ cabeza de ajo picado
- 2 cebollas amarillas picadas
- 4 tazas de sopa de pollo
- ¾ taza de crema
- 2 cucharadas de mantequilla clarificada

Instrucciones:

1. Calienta una sartén con ghee a fuego medio-alto, agrega la cebolla, sal y pimienta, revuelve y cocina por 5 minutos.
2. Agrega las hojas de laurel, el ajo y el apio, revuelve y cocina por 15 minutos.

3. Agrega el caldo, más sal y pimienta, mezcla, tapa la cacerola, reduce el fuego y cocina por 20 minutos.
4. Agrega la nata, mezcla y licúa todo en una batidora de mano.
5. Vierta la olla en tazones y sirva.

¡Disfrutar!

Nutrición: calorías 150, grasa 3, fibra 1, carbohidratos 2, proteína 6

Deliciosa sopa de apio

¡Es tan delicioso y delicioso! ¡Intentar!

Tiempo de preparación: 10 minutos
Tiempo de cocción: 25 minutos
Porciones: 8

Ingredientes:

- 26 onzas de hojas y tallos de apio picados
- 1 cucharada de hojuelas de cebolla
- Sal y pimienta negra al gusto
- 3 cucharaditas de fenogreco en polvo
- 3 cucharaditas de caldo de verduras en polvo
- 10 onzas de crema espesa

Instrucciones:

1. Coloque el apio en una sartén, agregue agua hasta cubrir, agregue hojuelas de cebolla, sal, pimienta, caldo en polvo y fenogreco en polvo, revuelva, deje hervir a fuego medio y cocine a fuego lento durante 20 minutos.
2. Utiliza una batidora de mano para hacer la nata, agrega la nata, más sal y pimienta y vuelve a licuar.

3. Vuelva a calentar la sopa a fuego medio, sirva en tazones y sirva.

¡Disfrutar!

Nutrición: calorías 140, grasa 2, fibra 1, carbohidratos 5, proteínas 10

Increíble estofado de apio

¡Este estofado cetogénico al estilo iraní es muy sabroso y fácil de hacer!

Tiempo de preparación: 10 minutos
Tiempo de preparación: 30 minutos
Porciones: 6

Ingredientes:

- 1 manojo de apio picado grueso
- 1 cebolla amarilla picada
- 1 manojo de cebollas verdes picadas
- 4 dientes de ajo, picados
- Sal y pimienta negra al gusto
- 1 manojo de perejil picado
- 2 manojos de menta picada
- 3 limones persas secos, pinchados con un tenedor
- 2 tazas de agua
- 2 cucharaditas de caldo de pollo
- 4 cucharadas de aceite de oliva

Instrucciones:

1. Calienta una sartén con aceite de oliva a fuego medio-alto, agrega la cebolla, el cebollino y el ajo, revuelve y cocina por 6 minutos.
2. Agrega el apio, los limones persas, el caldo de pollo, la sal, la pimienta y el agua, revuelve, tapa la sartén y cocina a fuego medio por 20 minutos.
3. Agrega el perejil y la menta, mezcla y cocina por otros 10 minutos.
4. Dividir en tazones y servir.

¡Disfrutar!

Nutrición: calorías 170, grasa 7, fibra 4, carbohidratos 6, proteínas 10

sopa de espinacas

¡Es una sopa cetogénica cremosa y texturizada que debes probar pronto!

Tiempo de preparación: 10 minutos
Tiempo de preparación: 15 minutos
Porciones: 8

Ingredientes:

- 2 cucharadas de mantequilla clarificada
- 20 onzas de espinacas picadas
- 1 cucharadita de ajo picado
- Sal y pimienta negra al gusto
- 45 onzas de caldo de pollo
- ½ cucharadita de nuez moscada molida
- 2 tazas de crema
- 1 cebolla amarilla picada

Instrucciones:

1. Calienta una sartén con mantequilla clarificada a fuego medio, agrega la cebolla, revuelve y cocina por 4 minutos.
2. Agrega el ajo, revuelve y cocina por 1 minuto.

3. Agrega las espinacas y el caldo, revuelve y cocina por 5 minutos.
4. Haga puré la sopa en una licuadora de inmersión y vuelva a calentarla.
5. Agrega sal, pimienta, nuez moscada y nata, mezcla y cocina por 5 minutos más.
6. Vierta en tazones y sirva.

¡Disfrutar!

Nutrición: calorías 245, grasas 24, fibra 3, carbohidratos 4, proteínas 6

Delicioso guiso de mostaza verde

¡Es tan sabroso!

Tiempo de preparación: 10 minutos
Tiempo de preparación: 20 minutos
Porciones: 4

Ingredientes:

- 2 dientes de ajo, picados
- 1 cucharada de aceite de oliva
- 2 1/2 kilogramos de repollo, repollo picado
- 1 cucharadita de jugo de limón
- 1 cucharada de mantequilla clarificada
- Sal y pimienta negra al gusto

Instrucciones:

1. Poner un poco de agua en un cazo, añadir sal y llevar a ebullición a fuego medio.
2. Agrega las verduras, tapa y cocina por 15 minutos.
3. Escurrir bien la col, exprimir el líquido y colocar en un bol.
4. Calienta una sartén con aceite de oliva y ghee a fuego medio-alto, agrega el repollo, la sal, la pimienta y el ajo.

5. Mezclar bien y hervir durante 5 minutos.
6. Agregue más sal y pimienta si es necesario, rocíe con jugo de limón, revuelva, divida en platos y sirva.

¡Disfrutar!

Nutrición: calorías 151, grasas 6, fibra 3, carbohidratos 7, proteínas 8

Repollo verde y sabroso jamón

¡Este sabroso plato estará listo en poco tiempo!

Tiempo de preparación: 10 minutos
Hora de cocinar: 1 hora y 40 minutos
Porciones: 4

Ingredientes:

- 4 onzas de jamón, deshuesado, cocido y picado
- 1 cucharada de aceite de oliva
- 2 libras de col rizada cortada en tiras medianas
- 1 cucharadita de hojuelas de pimiento rojo molido
- Sal y pimienta negra al gusto
- 2 tazas de sopa de pollo
- 1 cebolla amarilla picada
- 4 onzas de vino blanco seco
- 1 onza de cerdo salado
- ¼ de taza de vinagre de manzana
- ½ taza de ghee derretido

Instrucciones:

1. Calienta una sartén con aceite de oliva a fuego medio-alto, agrega el jamón y la cebolla, mezcla y cocina por 4 minutos.
2. Agregue la carne de cerdo salada, el repollo, el caldo, el vinagre y el vino, revuelva y deje hervir.
3. Reducir el fuego, tapar la cacerola y cocinar durante 1 hora 30 minutos, revolviendo ocasionalmente.
4. Agrega el ghee, agrega la carne de cerdo salada, mezcla, cocina todo por 10 minutos, divide en platos y sirve.

¡Disfrutar!

Nutrición: calorías 150, grasa 12, fibra 2, carbohidratos 4, proteínas 8

Repollo verde y tomates sabrosos

¡Esto es simplemente increíble!

Tiempo de preparación: 10 minutos
Tiempo de cocción: 12 minutos
Porciones: 5

Ingredientes:

- 1 kg de col verde
- 3 tiras de tocino picado
- ¼ de taza de tomates cherry, cortados por la mitad
- 1 cucharada de vinagre de manzana
- 2 cucharadas de sopa de pollo
- Sal y pimienta negra al gusto

Instrucciones:

1. Calienta una sartén a fuego medio, agrega el tocino, mezcla y cocina hasta que esté dorado.
2. Agrega los tomates, el repollo, el vinagre, el caldo, la sal y la pimienta, revuelve y cocina por 8 minutos.
3. Agregue más sal y pimienta, revuelva suavemente, divida en platos y sirva.

¡Disfrutar!

Nutrición: calorías 120, grasa 8, fibra 1, carbohidratos 3, proteínas 7

Plato sencillo de verduras con mostaza.

¡Cualquiera puede preparar este plato cetogénico fácil! ¡Verás!

Tiempo de preparación: 5 minutos
Tiempo de preparación: 15 minutos
Porciones: 4

Ingredientes:

- 2 dientes de ajo, picados
- 1 kilogramo de mostaza, desmenuzada
- 1 cucharada de aceite de oliva
- ½ taza de cebolla amarilla, en rodajas
- Sal y pimienta negra al gusto
- 3 cucharadas de caldo de verduras
- ¼ de cucharadita de aceite de sésamo oscuro

Instrucciones:

1. Calienta una sartén con aceite de oliva a fuego medio, agrega la cebolla, mezcla y dora por 10 minutos.
2. Agrega el ajo, revuelve y cocina por 1 minuto.
3. Agrega el caldo, las verduras, la sal y la pimienta, revuelve y cocina por 5 minutos más.

4. Agrega más sal, pimienta y aceite de sésamo, mezcla bien, divide en platos y sirve.

¡Disfrutar!

Nutrición: calorías 120, grasa 3, fibra 1, carbohidratos 3, proteína 6

www.ingramcontent.com/pod-product-compliance
Lightning Source LLC
Chambersburg PA
CBHW071828110526
44591CB00011B/1262